Altes Naturheilmittel Moor

Neues Wissen für die praktische Anwendung

Vorbeugen, lindern, regenerieren, heilen

Dr. med. Petra Wenzel, Christa Klickermann

Marketing und Verlag Christa Klickermann
ISBN 3-00-011626-5

Impressum

Herausgeberin

Marketing & Verlag Christa Klickermann
Bischof-Hartl-Str. 16
D 83410 Laufen
Tel. 08682 809383, Fax 08682 809993
E-mail: info@klickermann.net
http://www.klickermann.net
Webseite zum Buch mit Moor-Forum http://www.heilmoor.info

Mitautorin

Dr. med. Petra Wenzel, Ärztin, Präventologin
Seebad Heringsdorf

Titel

Altes Naturheilmittel Moor. Neues Wissen für die praktische Anwendung.
Vorbeugen, lindern, regenerieren, heilen.
Autoren: Dr. med. Petra Wenzel, Christa Klickermann

Die Deutsche Bibiliothek
ISBN 3-00-011626-5

Lektorat

Gesa Gunturu, München
Prof. em. Dr. Gerd Lüttig, Celle
Vorsitzender der Kommission VI „Torf-Balneologie,-Medizin und Therapie"
der Internationalen Gesellschaft für Moor und Torfkunde (IPS), Jyväskylä, Finnland,

Buchlayout, Illustration, Grafik, Titelfoto

Karin Klickermann, Augsburg
Michael Raba, Augsburg
Bernd Klickermann, Laufen
Oliver Eger, Kissing
Titelfoto Moorlandschaft, Helga Richter, Laufen
Titelfotos kleine Bilderleiste, Kurverwaltung Staatsbad Bad Steben
Vollständiger Bildquellennachweis in Kapitel 4 - Service.

Zur Nutzung der Inhalte

Alle in diesem Buch befindlichen Informationen können in keinem Fall als ein Hinweis auf das Vorliegen oder Nicht-Vorliegen einer bestimmten Krankheit oder eines anderen Leidens verstanden werden. Ebenso wenig dürfen diese Informationen als Aufforderung zu einer bestimmten Behandlung oder Nicht-Behandlung einer möglichen Krankheit verstanden werden. Die erteilten Informationen ersetzen niemals die Diagnose und Behandlung durch einen Arzt, Heilpraktiker. Die Erkennung oder Behandlung einer Krankheit kann allen durch die Konsultation eines Arztes oder Heilpraktikers erfolgen.

Bei der Erstellung dieses Buches haben wir größte Sorgfalt walten lassen. Dennoch können wir Dokumentationsfehler nicht zur gänze ausschließen. Der Herausgeber haftet in keinem Falle für etwaige Schäden oder Verluste, die im Zusammenhang mit der Nutzung der Informationen und Inhalte dieses Buches entstehen.

In diesem Buch sind Stichwörter und Bezeichnungen, die zugleich eingetragene Warenzeichen sind, als solche nicht besonders erkenntlich gemacht. Es kann aus der Bezeichnung der Ware mit dem für diese eingetragene Warenzeichen nicht geschlossen werden, dass die Bezeichnung ein freier Markenname ist.

Die Herausgeberin, Laufen, im November 2003

Seiten 9-16, Kapitel 1

Lebensraum Moor – wertvoll und erhaltenswert

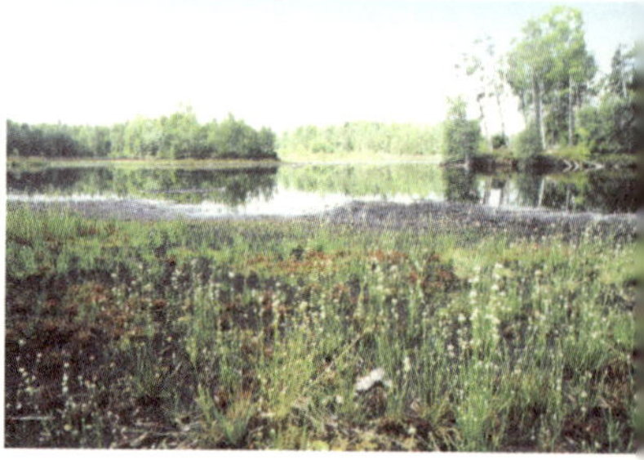

Seiten 17-36, Kapitel 2

Altes Naturheilmittel Moor heute

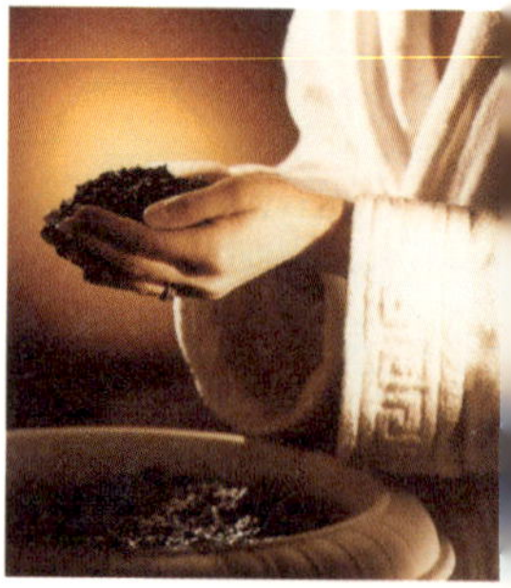

Seite 37-100, Kapitel 3

Moor in der praktischen Anwendung

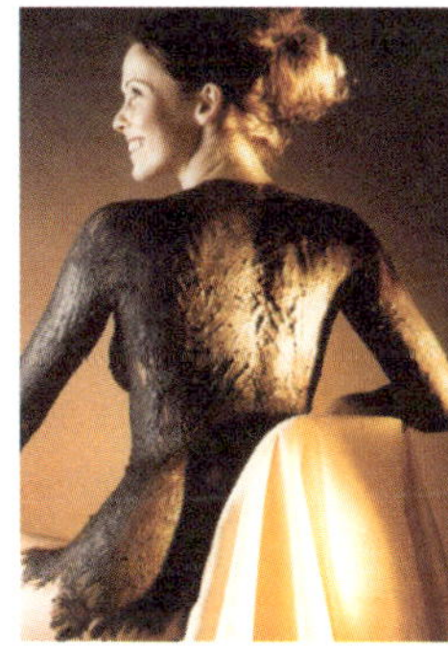

Seite 101-112, Kapitel 4

Service - Adressen, Links, Quellen

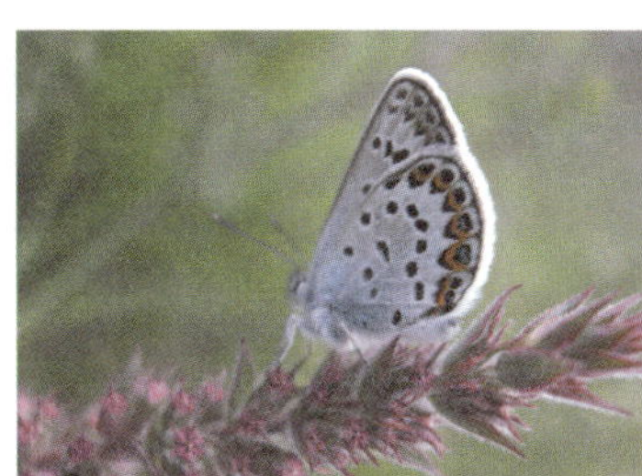

Vorwort der Herausgeberin

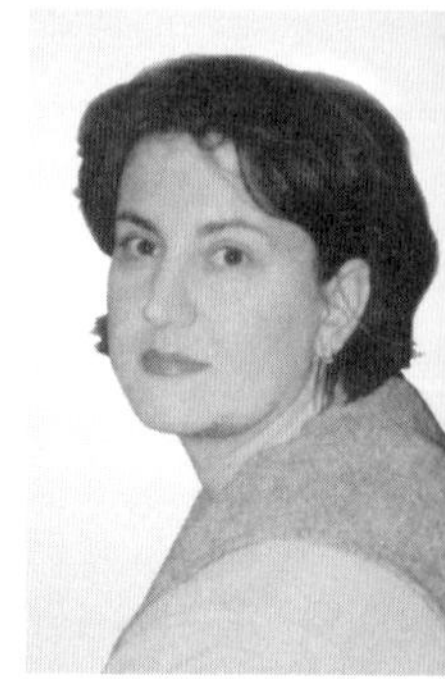

Im Moor zu baden hat in meiner Familie Tradition. Unsere drei heute erwachsenen Kinder sind bereits die vierte Generation, die Moor auf vielfältige Weise für ihre Gesundheit zu schätzen weiß.

Überrascht von den angenehmen, vielfältigen Wirkungen des Moores auf Körper und Psyche, machte ich mich vor einigen Jahren auf die Suche nach fundiertem Moorwissen. Und stellte fest, dass es kein zeitgemäßes Buch zu diesem wunderbaren Naturheilmittel gab. Dieser Erkenntnis folgten zahlreiche Gespräche mit moorkundigen Ärzten, Therapeuten, Wissenschaftlern, Herstellern und mit schwerkranken Menschen, die der Moortherapie ein Stück Lebensqualität und Lebensfreude verdanken.

Das Ergebnis daraus halten Sie nun in Ihren Händen – ein kleines, informatives Nachschlagewerk, das jahrhundertelange praktische Moor-Anwendererfahrungen, mit neuesten Erkenntnissen aus der medizinischen Moorforschung verbindet. Nützlich und hilfreich für jeden, an natürlichen Heilmethoden interessierten Leser.

Gesunde Inspiration beim Lesen, das wünsche ich Ihnen von Herzen

Ihre Christa Klickermann
Herausgeberin, Autorin

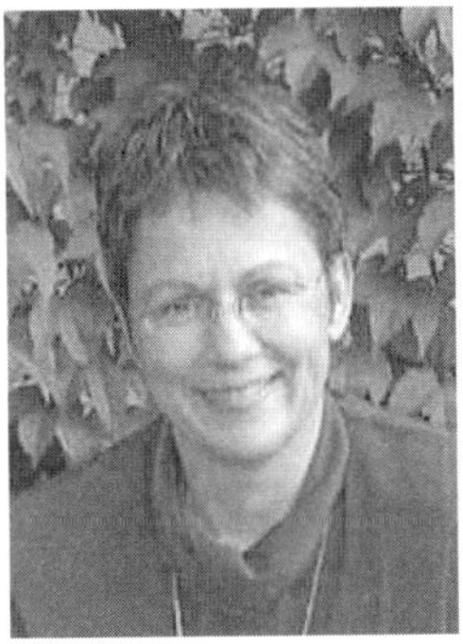

Ausgebildet nach den Regeln der klassischen Schulmedizin, interessierte ich mich schon bald für sanftere, verträglichere Möglichkeiten einer individuellen Medizin.

Über die Naturheilverfahren gelangte ich zu dem packenden Gebiet der Prävention, die es vielen Menschen ermöglicht, mit einfachen Mitteln und Verfahren Krankheiten erst gar nicht entstehen zu lassen.

Während der ärztlichen Tätigkeit erkannte ich, dass viele Kenntnisse über neue Wege in der Medizin noch häufiger wissenschaftlich fundiert und gleichzeitig laienverständlich kommuniziert werden sollten. Durch Gespräche mit vielen Patienten und Vortragstätigkeiten entstanden Bücher, die den Menschen und die Vorbeugung von Erkrankungen zum Inhalt hatten.

Dem Thema "Moortherapie" begegnete ich zunächst skeptisch, hatte ich doch während meiner Ausbildung kaum etwas darüber erfahren. Neugierig geworden, habe ich im Rahmen dieses Buchprojektes eine faszinierende Facette vorbeugender und therapeutischer (und dabei wirtschaftlich höchst Interessanter) Möglichkeiten der Mooranwendungen kennengelernt. Zunächst erscheinen viele Möglichkeiten der Moortherapie fast zu schön, um wahr zu sein. Der Blick hinter die Kulissen zeigt jedoch, dass die Moorforschung zum Nutzen der Anwender in vielen Ländern zu Recht gefördert und von hochkarätigen wissenschaftlichen Studien untermauert ist.

Ihre Dr. med. Petra Wenzel
Ärztin, Präventologin

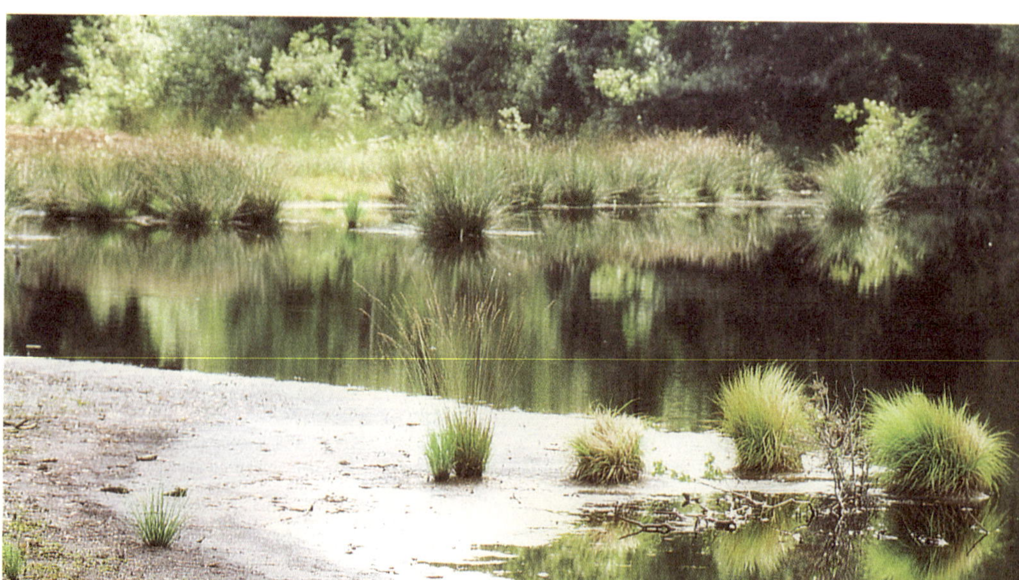

Kapitel 1

Lebensraum Moor – wertvoll und erhaltenswert

Christa Klickermann

Wir alle kennen Moore. Entweder aus Erzählungen, schaurigen Krimis, dem Erdkundeunterricht oder von faszinierenden Spaziergängen durch beeindruckende Moorlandschaften.

Moore sind die letzten urtümlichen, von Menschenhand unberührten Naturlebensräume. Trotz jahrzehntelanger Forschungen in der Naturwissenschaft ist den Mooren bis heute ein wenig Mystik, Geheimnisvolles und Faszination zu eigen.

Wie diese besonderen Naturlebensräume entstehen und welche Funktionen sie für Mensch und Natur erfüllen, damit beschäftigt sich die Moorkunde oder Telmatologie, deren Wissen wir Ihnen hier näher bringen wollen.

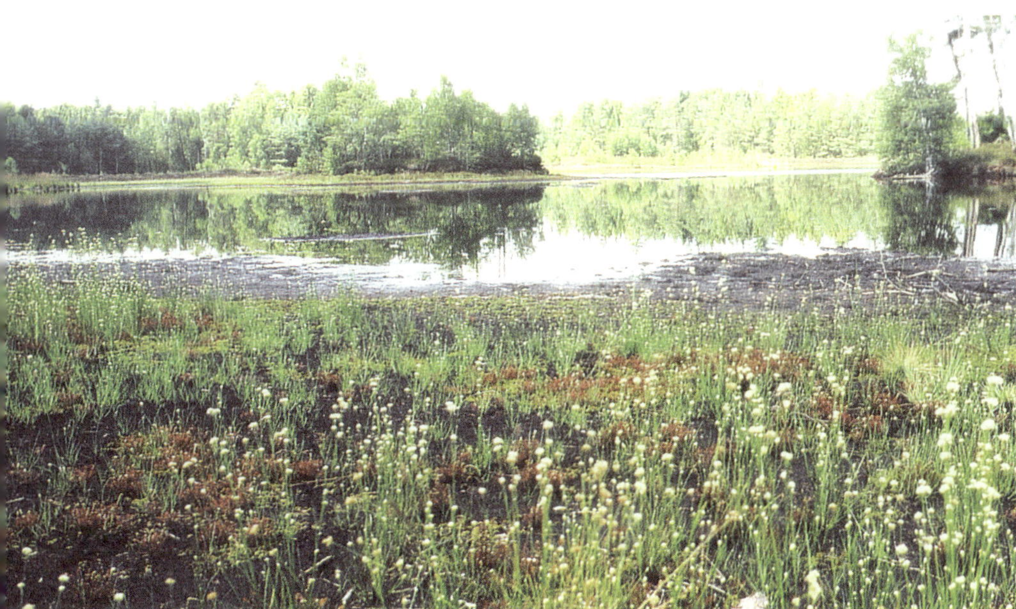

1.1 Was genau sind Moore?

Moore erfüllen seit jeher vielfältige Funktionen. Lange Zeit mit Aberglauben und Mystik behaftet oder sogar als „unwerte“ Landschaft verrufen, wirkten sie auf den Menschen eher abschreckend und unheimlich.

Moore sind zum einen Lebensraum seltener Tiere und Pflanzen, beeindruckender, Kraft spendender Naturerholungsraum für den Menschen, und unersetzliche Geschichtsbücher der Natur und frühzeitlicher Kulturen für die Wissenschaft. Der aus Mooren gewonnene Rohstoff Torf sicherte vielen Generationen Brot, Arbeit und Überleben. Als letzter von Menschenhand unberührter Lebensraum beherbergen Moore einige wenige seltene, nur dort vorkommende, Pflanzen und Tiere. Dem Erhalt dieser moortypischen Flora und Fauna gelten heute die Bemühungen des Natur- und Moorschutzes.

Die größten zusammenhängenden Moorgebiete findet man in Alaska, Kanada, Nord-Europa, West-Sibirien, Südost-Asien und im Amazonas-Becken. Deutschland hat an drei großen europäischen Moorregionen Anteil: An den echten Hochmooren des Küstengebietes von Nord- und Ostsee, an den Mooren der zentral-europäischen Mittelgebirge und an den Mooren der Alpenlandschaften. Die verbliebenen intakten Moore stehen hierzulande unter strengem Naturschutz.

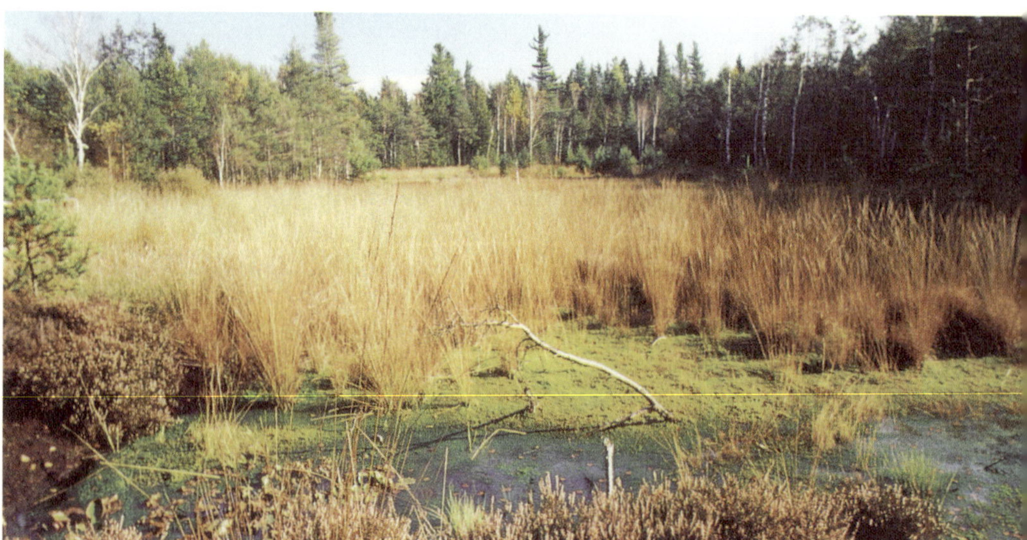

Das SCHÖNRAMER FILZ ist mit 500 ha eines der größten bayerischen Hochmoore. Das Land Bayern zeichnet sich durch seine Vielfalt an hydrologisch-ökologischen Moortypen in Mitteleuropa aus. Einen virtuellen Spaziergang durch eine beeindruckende bayerische Moorlandschaft mit seiner typischen Flora und Fauna können Sie auf der Webseite zum Buch machen, auf http://www.heilmoor.info

Früher, lange noch bevor sich die Wissenschaft damit beschäftigte, bezeichnete der Mensch beinah jede feuchte Wiese, in der sich Wasser aufstaute, fälschlicherweise als Moor. Heute haben die verschiedenen Naturwissenschaften ihre eigenen Definitionen für diesen Lebensraum gefunden. So ist für Geologen nur Moorgebiet, was mehr als 30 cm Torfschicht aufweist. Für den Ökologen ist ein Moor ein sich langsam, aber ständig wandelbares Ökosystem, das sich aus verschiedenen Einflüssen wie Klima, Wasser, Bodenbeschaffenheit und der dort beheimateten Tier- und Pflanzenwelt zusammensetzt.

In jedem Fall sind Moore einzigartige Naturlandschaften, beherbergen seltene Tiere und Pflanzen und erfüllen somit eine Funktion im Naturkreislauf.

In der Geobotanik und Moorökologie klassifiziert man Moore heute nach der Herkunft des Wassers, der Wasserqualität und Wasserbewegung, mit Angabe der wichtigsten dort lebenden Pflanzengesellschaften. Daraus entstand die mittlerweile geläufige grobe Einteilung in **Niedermoore, Übergangsmoore und Hochmoore** (Lennart von Post, Strategische Studien über Torfmoose in Märcke, Forenigung Stockholm, Band 31/621-706, Stockholm 1909. K.A. Weber, Über die Moore. Mit besonderer Berücksichtigung der Männer von Morgensferns, Band 353/23, Bremerhaven, 1900).

Niedermoore speisen sich aus dem Grundwasser, Seewasser oder temporären Überflutungen. In intakten Niedermooren ist auf Grund des nährstoffhaltigen, meist im alkalischen ph-Wert-Bereich liegenden Wassers die Pflanzenwelt vielfältig. Hier finden sich pharmakologisch interessante Pflanzen wie Fieberklee, Sumpfherzblatt, Mädesüß und Baldrian, um nur einige zu nennen. Diese Moore, vor allem in Verbindung mit Seen, sind auch ein wichtiger Lebensraum für Vogelgemeinschaften.

Die tiefste Landstelle Deutschlands ist ein als Grünland genutztes Niedermoor in der Gemeinde Neuendorf, in Schleswig-Holstein, und liegt 3,54 m unter dem Meeresspiegel. Das Donau-Moos ist heute wohl eines der größten zusammenhängenden Niedermoorgebiete Europas.

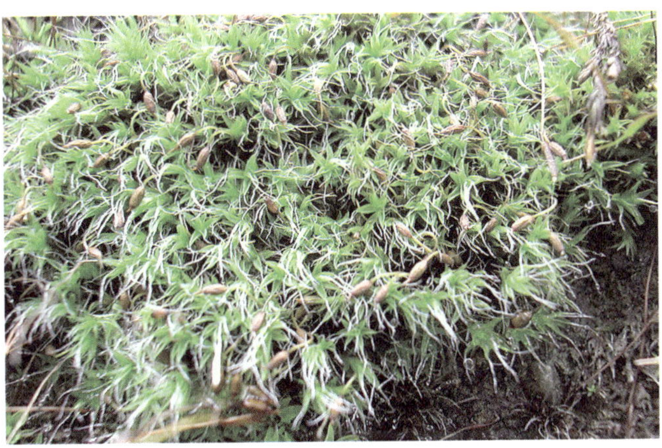

TORFMOOSE (SPHAGNEN)
Sie sind wichtige torfbildende Gewächse. Zu ihrem Wachstum brauchen sie Wasser und Licht. Sie zersetzen sich besonders langsam. Bildet sich mehr Sphagnum als abstirbt, entsteht Torf. Insgesamt beträgt das Höhenwachstum eines intakten Moores etwa 0,5 - 1,5 mm pro Jahr, d. h. 1 m Torf braucht zu seiner Entstehung etwa 1.000 Jahre.

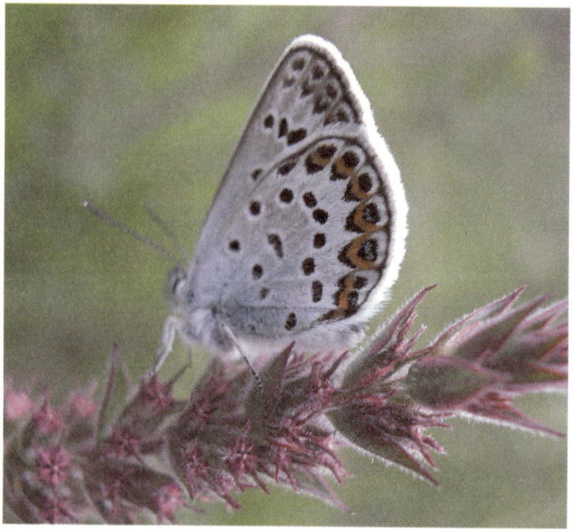

Ein äußerst seltener Anblick - der HOCHMOORBLÄULING. Er ist heute vom Aussterben bedroht.

Übergangsmoore, wie beispielsweise das Dornacher Ried im Schwarzwald, nennt man im Wandel vom Nieder- zum Hochmoor befindliche Moore, daher auch die Bezeichnung Zwischenmoore.

In Übergangsmooren findet man hochmoor- und niedermoorartige Anteile und eine sich dem Wandel ständig anpassende Flora und Fauna, wie beispielsweise Moosbeere und das Scheidige Wollgras. Nur bei ausreichender Wasserzufuhr können sie sich zu Hochmooren entwickeln, fehlt diese, hört ihr Wachstum auf und sie beginnen sich zu bewalden.

Hochmoore speisen sich aus Oberflächenwasser, wie etwa Regen oder Hangwasser und können also nur dort entstehen, wo der Niederschlag von oben größer ist als die Verdunstung.

Reine, von Regenwasser genährte Hochmoore, wie zum Beispiel das Weidmoos im Bayerischen Naturschutzgebiet Osterseen, können aus ganz verschiedenartigen Niedermooren hervorgegangen sein und sind ein vorläufiges Endstadium einer mitunter jahrtausendelangen Entwicklung.

Auf Grund ihrer nährstoffarmen Wasserzufuhr von außen überleben hier auf Dauer nur wenige Pflanzen. Hochmoore sind wichtige Rückzugsgebiete für Kulturflüchter wie Birkhuhn oder Goldregenpfeifer. Seltenen Schmetterlingsarten wie dem Hochmoorbläuling und Hochmoorgelbling bieten sie unersetzlichen Lebensraum.

Im bayerischen Voralpenland und im Salzburger Land findet man eine gehäufte Anzahl von Hochmooren. Die Koller Filzen in Bad Aibling ist eines der größten Hochmoorgebiete Deutschlands. Damit Hochmoore entstehen können, müssen Torf- oder Bleichmoose, die Sphagnen vorhanden sein. Sie waren auf Grund ihrer Beschaffenheit in jüngster Zeit Gegenstand zahlreicher wissenschaftlicher Untersuchungen. In den Sphagnen vermutet man wertvolle Wirkstoffe von therapeutischer Bedeutung (Siehe auch Kapitel 2, Wirkstofftabelle).

.2 Entstehung und Aufbau der Moore

Vie man bereits an dieser flexiblen Einteilung in Niedermoore, Übergangsmoore und ochmoore sieht, sind Moore sensible, ständigen Anpassungen unterworfene Systeme, welche ı ihrer heutigen Beschaffenheit ein ökologisches Zwischenstadium eines Jahrtausende vährenden Wandels darstellen. Am Ende dieses geologischen Verwandlungsprozesses könnte ann die Bildung von Braun-, bzw. Steinkohle und Anthrazit stehen.

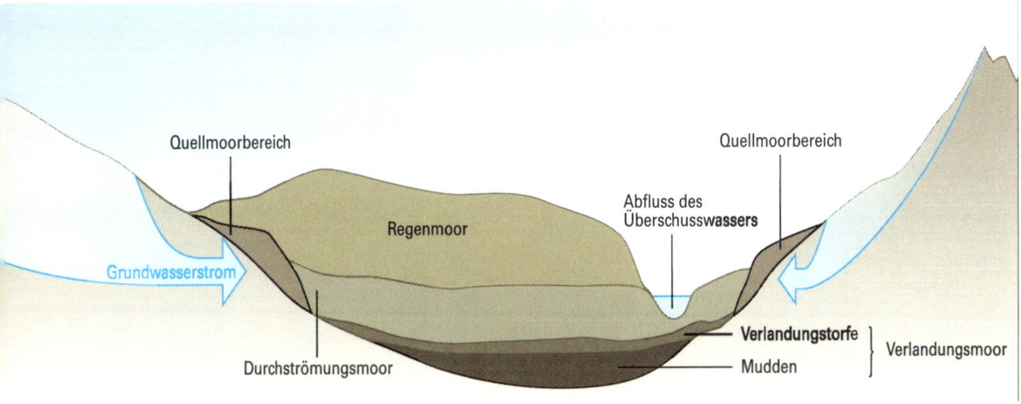

ie ersten Moore bildeten sich bei uns in Mitteleuropa vor über 10.000 Jahren in der Nacheiszeit, dem Holozän, als die letscher zu schmelzen begannen. Das geschmolzene Eis ließ große, offene Wasserflächen zurück. Dort bildeten sich rste Versumpfungsmoore und allmählich auch pflanzlicher Bewuchs. Niedermoore brauchen zu ihrem Entstehen ffene, nährstoffreiche Gewässer oder versumpfte Böden, wie beispielsweise an Auen und Flüssen. ie ersten ochmoore entstanden erst viele tausende Jahre später, vor ungefähr 5.000 Jahren, als unser Klima nach dem ogenannten Atlantikum wieder kühler und feuchter wurde.

)ie Beschaffenheit unserer Moore ist vielfältigen Einflüssen ausgesetzt. Zwischen der oberen /egetationsschicht, das Akrotelm, und dem geologischen, wassergesättigten Untergrund, dem ˂atotelm, findet sich der Torfbildungshorizont. Bei Hochmooren findet man noch eine andere weiteilung. Hier nennt man die meist wenig zersetzte, obere hellbraune Schicht **Weißtorf**, ınd die meist schon gut humifizierte, untere schwarz-braune Schicht **Schwarztorf**. Daraus vird das für gesundheitliche Zwecke wertvolle Naturrohstoff Torf gewonnen. Dessen Qualität vird wesentlich von der Flora und Fauna in dem jeweiligen Hochmoor beeinflusst.

Darauf kommt es an

Ob zum Entstehen oder Überleben – Moore brauchen immer Grund- oder Regenwasser und geeignete Landschaftsformen, wie Mulden, leicht geneigte Ebenen oder Talauen.

1.3 Die Nutzung der Moore im Verlauf der Geschichte

Archäologische Funde über die Nutzung erster mitteleuropäischer Moore finden sich aus der Jungsteinzeit vor etwa 4.000 Jahren. Schriftliche Aufzeichnungen dazu fand man jedoch erst im 12. Jahrhundert. Funde von Bronzenadeln neben Torfbrennstellen sind Zeugen erster Torfnutzung zum Brennen von Bronze. Moore waren heilige Stätten mit Tempeln und dienten wie jüngste Funde von Moorleichen zeigten, auch als Grabstätten.

Nach der Industrialisierung im 19. Jahrhundert entdeckte die Glas-, Stahl-, Salinen- und Eisenindustrie erneut luftgetrockneten Torf als kostengünstiges, gut regulierbares und gleichmäßig Wärme abgebendes Brennmaterial für ihre Öfen und Maschinen. So blieb Torf eine preiswerte Alternative zum teureren Holz bis zur Entdeckung der Briketts Anfang des 20. Jahrhunderts. Umweltschutz und Ökologie – diese Themen rückten erst in jüngster Zeit in das allgemeine Bewusstsein.

Die Sicherung ihres Überlebens stand nach den Katastrophen des ersten und zweiten Weltkrieges für die Menschen im Vordergrund. Der wirtschaftliche Zusammenbruch und anschließende Wiederaufbau trugen zur Ausbeutung der Moore bei. Moorlandschaften wurden abgebrannt und zu „besser nutzbaren" Kulturflächen umfunktioniert. Die Landwirtschaft nutzte den Torf als Stalleinstreu für die Viehhaltung und zur Bodenverbesserung im Anbau. Den Wert dieser Landschaften nicht kennend, wurden so über Jahrtausende gewachsene Moorlandschaften erschlossen und durch Brand oder Entwässerung begeh- und befahrbar gemacht. Noch heute muss so manche Moorlandschaft landschaftsplanerischen und forstwirtschaftlichen Maßnahmen weichen. Da man jedoch mittlerweile um die Bedeutung wachsender Moore weiß, regeln und überwachen Moor- und Naturschutz und restriktive Landesgesetze deren wirtschaftliche Nutzung.

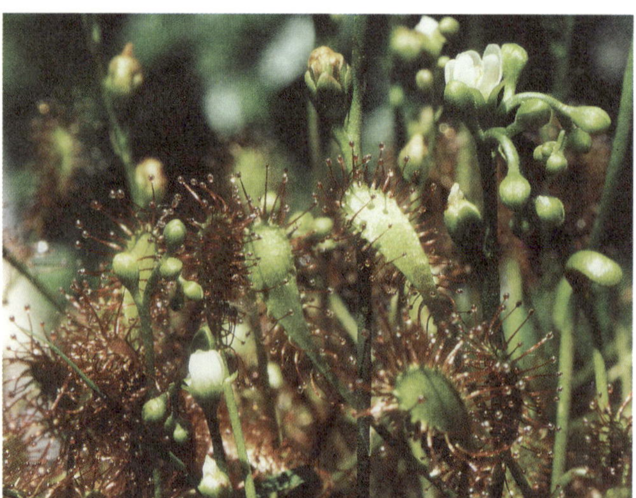

Der SONNENTAU, ist eine insektenfressende typische Moorpflanze. Er steht unter strengem Naturschutz. An seinem klebrigen Sekret (daher der Name "-tau") verfangen sich kleine Insekten und werden mithilfe eines Enzyms verdaut. Man findet ihn in Hoch- und Zwischenmooren.

1.4 Wie steht es heute um unsere Moore?

Gut zu wissen - Unsere Moore, Fakten und Zahlen

- **Weltweit gibt es ca. 400 Millionen ha Moorfläche, in Mitteleuropa bedecken Moore ca. 5 % der Landfläche. Davon werden 80% teilweise ausgebeutet bzw. landwirtschaftlich genutzt. 60 % der ursprünglich vorhandenen europäischen Moore sind gänzlich vernichtet. Alleine durch forstwirtschaftliche Nutzung wurden weltweit bisher 150.000 km2 Moorfläche zerstört, jährlich kommen weitere 4500 km2 dazu.**
- **In Bayern gibt es derzeit 12.000 ha Hochmoore und ca. 16.000 ha Niedermoore. In Mecklenburg-Vorpommern decken 292.033 ha Moorfläche immerhin 12,7% der gesamten Landesfläche. In Österreich gibt es heute nur noch ca. 800 meist kleine Moore.**
- **Während die Torfnutzung zur Energiegewinnung hierzulande kein Thema mehr ist, deckt Irland noch immer 10% seines gesamten Energieverbrauches durch Torfabbau. Ähnlich ist es in Finnland, Schweden und Russland. In Deutschland werden jährlich insgesamt ca. 10 Millionen Kubikmeter Torf abgebaut. Der größte Teil davon wird für den Gartenbau verarbeitet. Lediglich 500.000 Kubikmeter werden für industrielle (Torfkoks, Brenntorf) und nur 40.000 Kubikmeter für gesundheitliche Zwecke genutzt.** (Quelle: LÜTTIG, ISP)

Heute existieren nur noch wenige naturbelassene, ökologisch gesunde und wachsende Moore. Alle Formen der Entwässerung, ob zum Straßen- oder Wegebau, zur landwirtschaftlichen oder industriellen Torfnutzung oder zur Schaffung von Erholungsraum, haben den Mooren im Verlauf der Jahrhunderte zugesetzt.

Gesetze zum Schutz der Moore sorgen heute dafür, dass immer seltener der Mensch zu ihrer Veränderung beiträgt. Die Natur selbst kümmert sich aber nicht um Gesetze. Jüngsten Erkenntnissen zufolge weiß man auch, dass die Natur selbst, wie etwa Umweltkatastrophen als Folgen des weltweiten Klimawechsels, die Entwicklung unserer Moore beeinflusst.

Um abgebaute Moore zu gesunden, zu revitalisieren, braucht es nicht nur Jahrzehnte, sondern auch für jedes einzelne Moor ein eigenes, maßgeschneidertes Moorrevitalisierungs-Konzept. Das alles kostet Geld. In Zeiten leerer Kassen von Staat und Kommunen ist Moorschutz heute immer mehr eine Frage der Finanzen. Und selbst wenn diese ausreichend vorhanden wären, bliebe es ungewiss, ob eine totale Regeneration, das Wiederherstellen des natürlichen Moorzustandes, unter den heutigen Klima- und Umweltbedingungen unserer Erde überhaupt möglich ist.

Initiativen wie "Wise use Paper", "Global Peatland Initiative" und "Guidelines for global action for Peatlands" arbeiten grenzüberschreitend an Moorschutz-Maßnahmen und regeln in ihren Veröffentlichungen den sinnvollen Umgang mit Mooren. Moormonitoring, darunter versteht man das wissenschaftliche Beobachten einzelner Moore, dokumentiert die klimatischen Auswirkungen auf die Entwicklung dieser Moorlandschaften. In Deutschland stehen alle noch intakten Moore unter strengem Naturschutz.

1.5 Moorschutz + gesundheitliche Moornutzung – Symbiose oder Widerspruch?

Heute sind genügend Erfahrungen von geologischer, wissenschaftlicher und medizinischer Seite vorhanden, um den Moorabbau für die Herstellung gesundheitlicher Moorprodukte in medizinisch sinnvolle und zugleich ökologisch verträgliche Bahnen zu lenken. Dieses Wissen verdanken wir den jahrzehntelangen, intensiven Moor-Forschungen von Medizin und Naturwissenschaft.

Dass Moorschutz und sinnvolle Moornutzung heute kein Widerspruch mehr sein müssen, ist dem großen Engagement einiger moorkundiger Menschen und Vereinigungen, wie der DGMT, Deutsche Gesellschaft für Moor- und Torfkunde, oder der IPS, International Peat Society, zu verdanken. Am runden Tisch tauschen Moor-Spezialisten (Telmatologen) aus Umwelt, Medizin und der Torf-Industrie ihr Wissen und ihre Erfahrungen aus. Gemeinsam bringen sie Lösungen auf den Weg, die einerseits den ökologisch vertretbaren Moorabbau sichern, andererseits die gesundheitlich so wichtige Verwendung von Torf durch Forschung, Qualitätssicherung und Wissensvermittlung für die Zukunft sicher stellen.

Für die medizinische Torfverwendung stehen künftig nur noch bereits genutzte Moore zur Verfügung. Dank ständig neuer Erkenntnisse aus Medizin und Moorforschung weiß man heute bereits sehr viel mehr über die gesundheitlich sinnvolle Verwendung von Torf und kann ihn gezielter und ressourcenschonender anwenden.

Zudem stellen sich Torfhersteller und Torfindustrie immer mehr auch ihrer Umweltverantwortung, kaufen brach liegende Moorflächen auf und revitalisieren diese auf eigene Kosten. Auch einige Moorkurorte wie etwa Bad Wurzach, Bad Aibling, Bad Kohlgrub führen heute in aufwändigen Verfahren den abgebadeten Torf wieder dem Naturkreislauf zu, oder schließen sich, wie in Baden-Württembergs oberschwäbischen Kurorten, zu Fördergemeinschaften zusammen.

Gut zu wissen - Darum geht es

Ob unsere Moore auf Dauer bestehen, wird sicherlich nicht von der bereits weitestgehend geregelten medizinischen Nutzung ihres Rohstoffes abhängen.

Vielmehr wird der verantwortungsbewusste Umgang jedes einzelnen Menschen mit der gesamten Ressource Natur ausschlaggebend für ihr Bestehen sein.

Kapitel 2

Altes Naturheilmittel Moor heute

Dr. med. Petra Wenzel, Christa Klickermann

In der Naturwissenschaft bezeichnet man die Landschaft, also das gesamte Ökosystem, als Moor. Den daraus gewonnenen Naturrohstoff, der für gesundheitliche oder industrielle Zwecke verwendet wird, nennt man Torf.

Bis heute hat sich die fachlich richtige Bezeichnung Torf beim Verbraucher noch nicht so recht durchgesetzt. Und so fährt man immer noch zur Kur ins Moorheilbad und gönnt sich ein Moorbad oder eine Moorpackung. Mit dem vorliegenden Buch wenden wir uns in erster Linie an naturwissenschaftlich unkundige Leser, deshalb möge uns der Moorkundige nachsehen, dass auch wir hier im gesundheitlichen Zusammenhang den natürlichen Rohstoff **Torf** ebenfalls als **„Moor"** bezeichnen (Ausnahme Kap. 1+ 2.3 Beitrag, Interview Prof. Gerd Lüttig).

Millionen Menschen steigen Jahr für Jahr ins Moorbad und nutzen den wertvollen Naturstoff für ihre Gesundheit, zur Linderung von Schmerzen, zum Regenerieren, zum Wohlfühlen und zur vorsorglichen Körperpflege. Dennoch wissen nur wenige, was in diesem Naturstoff wirklich steckt und warum er für unsere Gesundheit gerade heute besonders wertvoll ist.

Gesammeltes Wissen aus 200 Jahren praktischen Moorerfahrungen über den wertvollen Naturrohstoff Moor wollen wir Ihnen in diesem Kapitel nahe bringen.

Wenn wir die Natur auf das reduzieren,
was wir verstanden haben,
sind wir nicht überlebensfähig.

Hans-Peter Dürr, *1929, deutscher Physiker, Alternativer Nobelpreis 1987

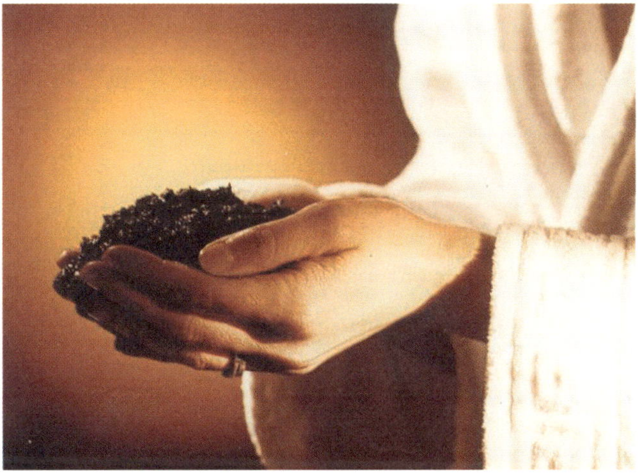

2.1 Die besonderen Eigenschaften des Naturstoffes aus dem Moor

Der wertvolle Rohstoff aus dem Moor, gelegentlich auch schwarzes Gold oder schwarze Daunen genannt, gehört zu den Peloiden („pelos“ ist die griechische Bezeichnung für Sumpf, Schlamm). Diese Bezeichnung ist ein Überbegriff für alle durch geologische Wandlungsprozesse entstandenen heilsamen Erden. Neben dem Moor sind dies vor allem Ton, Lehm, Heilerde und Schlick, auf die wir im Rahmen dieses Buches nicht näher eingehen können. Ton Lehm, Schlick oder Heilerde enthalten vorwiegend anorganische (aus unbelebtem Ausgangsmaterial stammende) Stoffe, darunter viele Minerale wie Kalzium, Magnesium, Eisen, Phosphate und Schwefel.

Häufig wird Moor mit Fango verwechselt. Fango (italienisch „fango“ = Schlamm) ist ein Mineralschlamm aus Ablagerungen vulkanischen Gesteins. Im Vergleich zum Naturmaterial aus dem Moor wirkt Fango nur thermophysikalisch. Seine Inhaltsstoffe spielen für die Wirkung auf den Organismus im Vergleich zum Moor eine untergeordnete Rolle, zumal sie nach heutigem Wissensstand nicht über die Haut aufgenommen werden können.

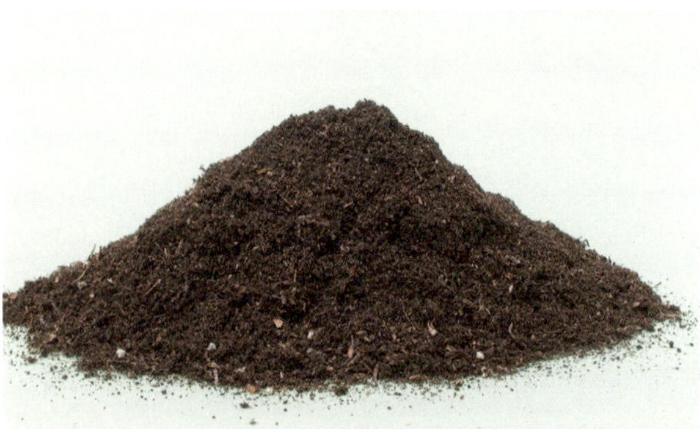

Der Rohstoff Moor kommt in der Natur drauße nass vor und ist von dunkelbraunschwarzer Farbe. Für Bäder und Packungen wird dieses Naturmaterial mit mehr oder weniger Wasser z Packungen, Pasten und Bädern aufbereitet und in Mahlmaschinen von größeren Pflanzenteilen befreit. Moor, welches zu Trinkmoor weiterverarbeitet wird, durchläuft zusätzliche Feinmahl-Prozesse, bis es zu jener schokoladenbraunen, pastösen cremigen Flüssigkeit wird, die man heute in der Naturheilkunde bei einer Vielzahl von Beschwerden mit beeindruckenden Erfolgen einsetzt.

Moor hingegen setzt sich überwiegend aus organischen Substanzen (aus belebtem Ausgangsmaterial, zum Teil aus Pflanzen stammend) zusammen. Diese Inhaltsstoffe können gut vom Organismus aufgenommen werden und spielen eine wichtige Rolle für die Wirkung der Moore Wie bereits im ersten Kapitel beschrieben, kann sich Moor, beeinflusst durch äußere (Mensch, Klima, Flora, Fauna) wie innere Faktoren (geologischer Untergrund), im Verlaufe von Jahrtausenden zu Braun- und Steinkohle bis hin zum Anthrazit entwickeln. Dieser Wandlungsprozess wird in der Fachwelt beschrieben als Humifizierungs-Inkohlungspfad (LÜTTIG, Moortherapie 2000).

Der jeweilige Entwicklungsabschnitt, in dem sich ein Moor befindet und der Grad der Humifzierung nehmen Einfluss auf die Inhaltsstoffe und deren Wirkstoffgehalt: gering humifizierte Hochmoore, die auch als Weißtorf bezeichnet werden, sind therapeutisch weniger wirksam als stärker zersetzte, so genannte Schwarztorfe.

ie Humifizierung kann als Schlüssel zur Wirksamkeit des Naturstoffes aus dem Moor ngesehen werden. Es lohnt sich also, diesen Prozess näher zu betrachten, der eine esonderheit der Moore ausmacht. Moor besteht bis zu 96 % aus Wasser. Den Rest bildet ine konzentrierte Menge aus Pflanzen, darunter auch viele Heilkräuter, welche in wasser-eichen Gegenden unter Luftabschluss (anaerob) nur unvollständig zersetzt werden können. ie Pflanzen verwesen nicht, sondern sie vertorfen bzw. humifizieren. Die so entstehenden umusverbindungen sind so gleichmäßig und fein verteilt, dass einzelne Teilchen nur ultra-ikroskopisch, nicht aber mit einem Mikroskop oder gar mit dem „unbewaffneten" Auge rkennbar sind. Je älter das Moor ist, um so mehr Humusverbindungen entstehen im Moor. uf Grund des geringen ph-Wertes (siehe S. 30) dringen nur wenige Mikroben (Bakterien) ein.

ie im Moor lebenden Pflanzen bestehen zu 20 bis 50 % aus Zellulose und Hemizellulosen, zu bis 30 % aus Lignin und zu 2 bis 8 % aus Protein im Trockengewicht. Einige dieser oorpflanzen enthalten spezifische Stoffe, die bei der medizinischen Anwendung der Moore ktiv werden. Bekannte Beispiele sind Spiraeasäure aus dem Mädesüß (Filipendula ulmaria), die chweiß- und harntreibend, schmerzstillend, fiebersenkend und wirksam bei Rheuma ist, itterstoffe aus Fieberklee (Menyanthes trifoliata), die magenstärkend, appetitanregend und iebersenkend wirken, oder Allantoin und Gerbstoffe aus Beinwell (Symphytum officinale), die ich bei Knochenverletzungen, Quetschungen und Geschwüren bewährt haben. Fast alle Moor-ubstanzen weisen antibakterielle, antivirale und fungistatische (das Pilzwachstum hemmende) Virkungen auf. Auch Steroide (Stoffe mit zum Beispiel hormonähnlicher Wirkung) wurden in rischen Moorzubereitungen gefunden.

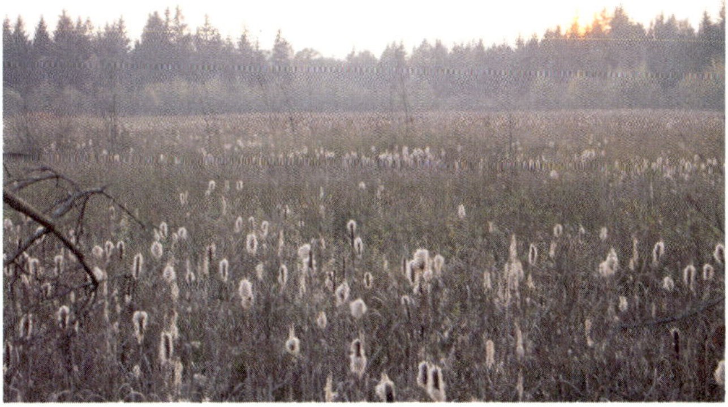

oore sind in ihrem Aussehen sehr nterschiedlich. Das hier abgebildete ochmoor im bayerischen Bad Aibling eigt einen starken Bewuchs mit Wollgras, ner für die Torfbildung wichtigen ochmoorpflanze.

Gut zu wissen - Das Moorbukett

Prof. Otto Stöber (*1990), Moorforscher, Gründer des österreichischen Moorforschungsinstituts in Neydharting und Ehrenpräsident der Int. Gesellschaft für Moorforschung sowie Ehrenkonsulent der Moor-Ganzheitstherapie, bezeichnete die unterschiedlichen Moor-Inhaltsstoffe als **Moorbukett**, ein Begriff, der heute von Moorkundigen gerne verwendet wird, wenn es um die Gesamtheit der Wirkstoffe eines Moores geht.

Niemand zweifelt heute mehr die wertvolle gesundheitliche Wirkung von Moor an. Die Bemühungen von Medizin, Wissenschaft, Herstellern, Ökologen und Moorkundigen gehen dahin, mehr über diesen einzigartigen Naturstoff zu erfahren, ihn zu erforschen und in seiner Gesamtheit zu verstehen. Durch mehr Moorwissen kann heute der wertvolle Rohstoff am Patienten wesentlich gezielter und wirkungsvoller angewendet und überflüssiger Verbrauch von Mooren vermieden werden.

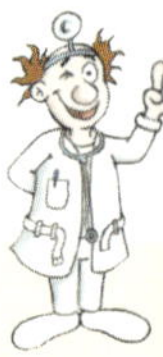

Gut zu wissen - Verbraucherschutz + Moor

Abbau, Herstellung und das In-Verkehr-bringen des Naturheilmittels Moor werden heute europaweit durch länderspezifische Gesetze kontrolliert. Jedes für gesundheitliche Zwecke aufbereitete Moor muss durch regelmäßig zu erneuernde Peloidanalysen seine gesundheitswirksamen Inhaltsstoffe und seine bakteriologische Reinheit nachweisen. In Deutschland sind Mooranbieter verpflichtet ihre Analysen zu veröffentlichen.

2.2 Moortherapie einst und jetzt

Eine Behandlung mit den Schätzen der Erde hat eine Jahrtausende währende Tradition. So berichtete bereits 60 n. Chr. der Naturwissenschaftler Plinius der Ältere im 3. Abschnitt de Naturgeschichte über die Schlammtherapie. Dioskurides verordnete in seiner Arzneimittellehre um 50 n. Chr. Schlammanwendungen bei chronisch entzündlichen Prozesser Gicht und Rheumatismus. Die alten Römer verwendeten Schlick und Schlamm in Form von Umschlägen und Bädern zur Genesung, Krieger in Ägypten pflegten damit ihre Wunden.

Auch in anderen Kulturen findet man Hinweise auf eine gesundheitliche Moornutzung. Im Jahre 1800 erforschte der Gelehrte und Weltreisende Alexander von Humboldt das südamerikanische Orinoco-Gebiet. In Humboldts berühmten Reiseaufzeichnungen wird das Schlammfressen der dortigen Indianer als traditionelle Therapie und Ernährungsform beschrieben.

Die medizinische Moorbad-Anwendung hingegen ist eine vergleichsweise junge Disziplin. Im Mittelalter wurde sie zwar bereits in einigen Badeorten zur Haut- und Wundpflege eingesetzt, aber erst seit etwa 200 Jahren kurieren Badeärzte schmerzende Gelenke und Muskeln sowie Unterleibsbeschwerden mit Moor.

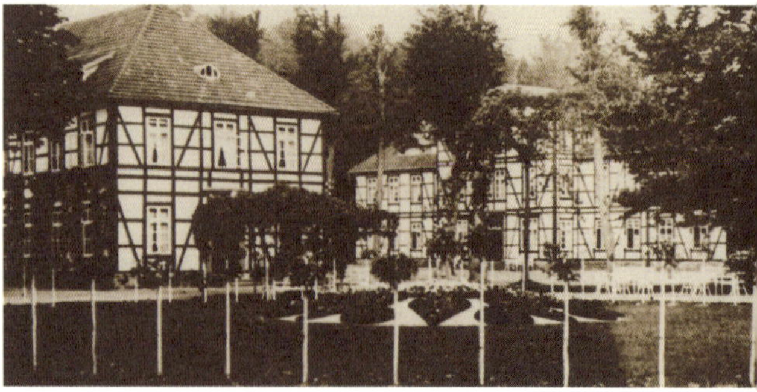

BAD EILSEN – Europas ältestes Moorbad.
1925 wurden das Badehaus und die Logie (links) abgerissen. An deren Stelle im Kurpark findet der Kurgast heute ein modernes Badehotel.

önig Jerome von Westphalen, ein Bruder Napoleons, verordnete bereits 1808 Bäder in Form on Schlammbädern, und Fürstin Juliane zu Schaumburg-Lippe führte die in Frankreich ennengelernten Moorbäder 1802 in Bad Eilsen ein. So gilt heute Bad Eilsen und nicht wie ange angenommen Marienbad als das älteste Moorbad Europas im modernen medizinischen inne. Um 1900 trafen sich Repräsentanten europäischer Herrscherhäuser in Bad Kissingen ur Kur, wie Kaiserin Sissi und der russische Zar Alexander II. Wie nachfolgende Meldung der rankfurter Allgemeinen Zeitung zeigt, kamen nicht nur Herrscher hoher Adelshäuser in den ienuss des Moores, auch ihren Kriegern wurde dieses Vergnügen zuteil.

Moorkur anno 1903

"Deutsche Truppen auf Moorbadkur in Großbritannien? Gerüchten zufolge sind die deutschen Truppen zu einer Moorkur nach Großbritannien geschickt worden. Dort sollen sie wieder die alte Kampfeskraft erlangen."

Eine Meldung der Frankfurter Allgemeinen Zeitung aus dem Jahre 1903. Quelle: Internet.

933 führte die Internationale iesellschaft für medizinische Hydrologie den Sammelbegriff Peloid für alle Schlämme und heilenden Erden ein und ordnete die Therapie mit dem wertvollen Naturrohstoff aus dem Moor der Balneologie medizinische Badeheilkunde) zu. Ihr verdanken wir, dass das Naturheilmittel Moor heute im kurativen und medizinisch-therapeutischen Bereich verstärkt erforscht und mit beeindruckenden Erfolgen angewendet wird.

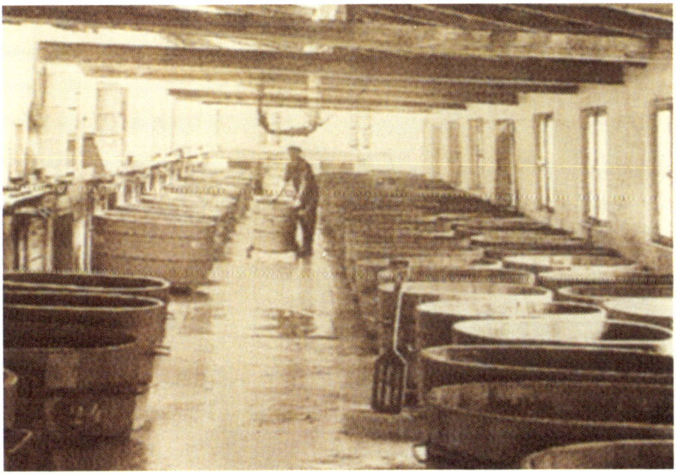

Die alte Moorwannenhalle im Moorheilbad Bad Senkelteich, anno 1928. Heute erwartet den Gast hier ein modernes und vielfältiges Moor-Gesundheitsangebot für Jung und Alt.

Die vielen guten Erfahrungen aus der Kur- und Bademedizin sprachen sich schnell herum und führten dazu, dass sich die Verwendung des Naturstoffes Moor in den letzten zwanzig Jahren verstärkt auch in anderen therapeutischen Bereichen, wie der Inneren Medizin, der Urologie und der Dermatologie ansiedelte. Die positiven Erfahrungen bei Hauterkrankungen waren in der Folge wertvolle Grundlage für die heute am Markt angebotene Moorkosmetik.

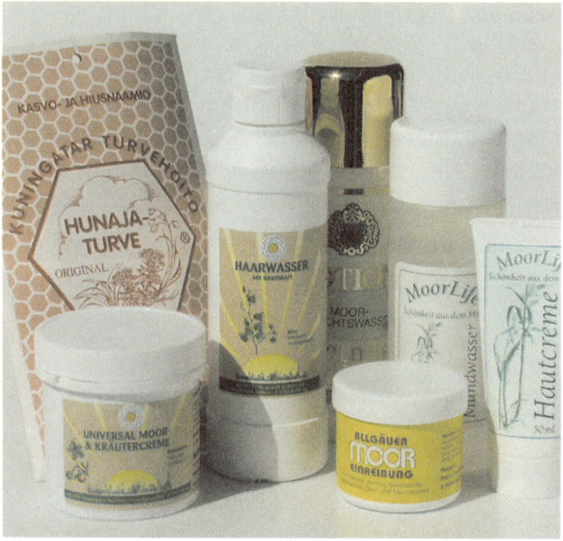

Dank neuerer Erkenntnisse aus medizinischer Anwendung und Forschung steht dem Anwender heute ein hochwertiges Moorsortiment für die Körper- und Gesundheitspflege zu Hause zur Verfügung.

Je nach Gesetzeslage im Land des Herstellers können Moorprodukte entweder ein vom Arzt oder Heilpraktiker zu verordnendes, rezeptpflichtiges oder ein frei verkäufliches Arzneimittel, ein Medizinprodukt, ein natürliches Heilmittel, eine Nahrungsergänzung oder ein Kosmetikum sein.

Von der Art der Zulassung auf die Wirksamkeit des verwendeten Moorproduktes zu schließen, können wir auf Grund eigener langjähriger praktischer Moorerfahrungen und zahlreicher durchgeführter Produkttests, guten Gewissens nicht empfehlen! Wann immer möglich, sollte Moor in seiner naturreinsten Form verwendet werden.

Zukunft Moor

In Zeiten leerer Gesundheitskassen, fehlender Gelder für Forschung, unter Zeit- und Kostendruck arbeitender Ärzte und Therapeuten und nicht zuletzt auch ungeduldiger Patienten läuf das Moor, wie viele andere wertvolle Naturheilmittel auch, Gefahr, von genauer kalkulierbarer und beschreibbarer Chemie verdrängt zu werden. Da wird dann schnell mal aus der vom Arzt verschriebenen Moorkontakt-Packung ein warmes „Hot-Pack“ (mit Moor oder anderem Wärmeleitmaterial gefüllte, undurchlässige Plastik-Packung), das nur einen Teil der Wirkungen (den rein thermischen, wärmeleitenden) von Naturmoor-Kontakt-Packungen hat, oder es wird die Schmerztablette einem Moorwickel vorgezogen. Dass ein richtig verabreichter Moorwickel Krämpfe und Schmerzen genau so schnell und gut, dafür aber auf angenehme und nebenwirkungsfreie Weise lindern kann, merkt nur derjenige, der sich die Zeit dafür nimmt.

Der mündige, aufgeklärte Patient weiß heute im Allgemeinen um die Langzeit-, Wechsel- und Nebenwirkungen durch zu leichtfertige Medikamenteneinnahme. Auch wenn jeder seine eigene Antwort auf die Frage „Wie viel Chemie mute ich meinem Körper zu?“ finden muss – seinen Körper unnötig mit Chemie zu belasten, scheint „out“ zu sein. Diese Aussage bestätigt auch die jüngste Studie des Instituts für Demoskopie Allensbach „Naturheilmittel 2002“. Demnach verwenden 73 % der Bundesbürger gerne Naturheilmittel. Die früher verbreitete Neigung, auch schon bei leichten Befindlichkeitsstörungen und Erkrankungen einen Arzt aufzusuchen, ist weiterhin rückläufig. Der Trend zur Selbstmedikation steigt. Große Bedeutung kommt Naturheilmitteln auch zur Prävention zu. Von allen Erwachsenen, die Medikamente zur Vorbeugung einnehmen, verwenden 38 % ausschließlich und weitere 41 % unter anderem auch Naturheilmittel.

Diesen erfreulichen Zahlen stehen jedoch unerfreuliche Realitäten gegenüber: Es gibt zu wenig in der Naturheilkunde ausgebildete Ärzte und Therapeuten, und die ärztliche Verordnung von erstattungsfähigen Naturheilmitteln geht auf Grund gesundheitspolitischer Einsparungen seit Jahren stark zurück. Auch gibt es noch zu viele Patienten, die lieber "Schön-schlank-gesund-in-drei Tagen-Wunderpillen" Glauben schenken, als durch Ändern ungesunder Verhaltensweisen und ein wenig Nachdenken selbst die Verantwortung für ihre Gesundheit zu übernehmen.

"Glücklich leben und naturgemäß leben ist eins."

Das wusste schon Lucius Aneus Seneca, römischer Dichter und Gelehrter.

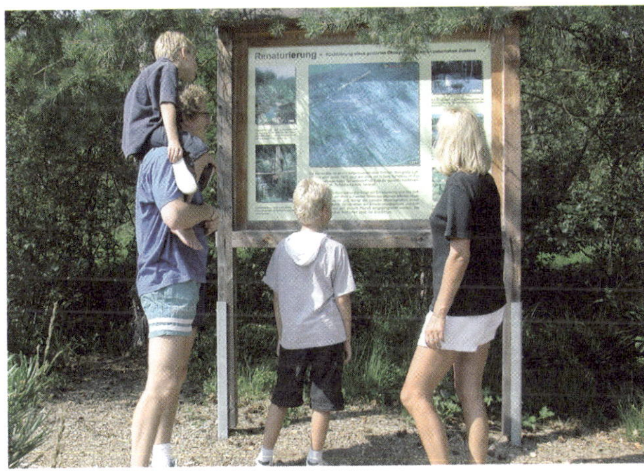

Moorlenkungskonzepte ermöglichen uns heute unter Naturschutz stehende, unberührte Moorlandschaften auf ökologisch "sicheren" Pfaden zu erkunden

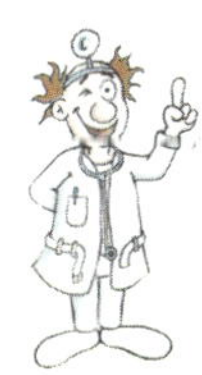

Zukunft Gesundheit + Zukunft Moor

Zukunftsforscher sind sich einig. Unser bisher vertrautes Gesundheitssystem befindet sich in einem grundlegenden Wandel. Der immer öfter selbst zahlende Patient wird mündig und beginnt langsam die Verantwortung für seine Gesundheit zu übernehmen. Gesundheit wird heute verstärkt mit Lebensqualität gleichgesetzt. Unser Gesundheitssystem wandelt sich langsam, aber sicher, von „Hilfe gegen Krankheit" hin zur „Hilfe für mehr Gesundheit". Die noch vorherrschende Vollkasko-Mentalität der Patienten neigt sich dem Ende zu. Der Wunsch jedes Einzelnen, seine Gesundheit und Beweglichkeit möglichst lange zu bewahren, wird zum treibenden Motor für ein verstärkt auf Vorsorge ausgerichtetes Gesundheitsbewusstsein in der Bevölkerung.

Moor, als vielseitiges, den ganzen Menschen erfassendes, natürliches Heilmittel wird hier einen ganz besonderen Platz einnehmen. Richtig und frühzeitig angewendet, hilft es dem Menschen, seine Lebensqualität und Beweglichkeit lange zu bewahren.

2.3 Was wirkt im Heiltorf?

Ein Beitrag von und Interview mit Prof. em. Dr. Gerd Lüttig,
Vorsitzender der Kommission VI „Torf-Balneologie,-Medizin und Therapie" der
Internationalen Gesellschaft für Moor und Torfkunde (IPS), Jyväskylä, Finnland.

Generell kann man sagen, dass Badetorf nicht nur eine thermophysikalische, sondern auch eine biochemische Wirkung besitzt. Dafür sind vornehmlich Bestandteile verantwortlich, die in den Pflanzen vorhanden sind, aus denen der Torf entsteht und die sich bei der Umwandlung von Biomasse in Torf (Humifizierung genannt) bilden. Nicht alle dieser Stoffe, die übrigens kompliziert gebauten organochemischen Verbindungen mit z.T. riesengroßen Molekülen entsprechen, sind hinreichend bekannt. Außerdem wandeln sich diese Stoffe bei der Entwässerung und Verdichtung, denen der Torf bei seiner Diagenese (Umwandlungsprozess von Lockersedimenten zu Sedimentgesteinen) unterliegt, sehr rasch und leicht um.

Man kann sich den Aufbau dieser Stoffe besser verständlich machen, wenn man sich die Hauptelemente desselben vor Augen hält. Torfe sind ja die Anfangsglieder in der Reihe der Kohlengesteine, und deswegen ist der Kohlenstoff das wichtigste Element. Er nimmt im Laufe der Humifizierung, die eine erste Stufe der Kohlenbildung darstellt, daher auch Inkohlung genannt wird, prozentual zu. Die übrigen wichtigen Elemente hingegen, vor allem Wasserstoff und Sauerstoff, gehen anteilsmäßig ständig zurück, als Folge der Entwässerung. Bergfeuchter Hochmoortorf enthält ja bis zu 96 % Wasser, mehr als Milch, Steinkohle aber nur noch um 5 %. Daneben spielt Stickstoff im Torf nur eine Nebenrolle, Schwefel kann in chemischer Hinsicht wichtig werden.

Unter den für die therapeutische Wirkung verantwortlichen chemischen Fraktionen ist die Huminstoffgruppe, vor allem ihre Varianten Huminsäure und Huminsäurevorstufen, zweifelsfrei die wichtigste. Daneben spielen anteilsmäßig Zellulose und die Ligninfraktion eine bedeutende Rolle, sind aber therapeutisch weniger bedeutsam. Im Gegensatz zur Bitumenfraktion, deren Wirkung aber kaum hinreichend erforscht ist. Letzteres gilt auch für die vielen anderen Inhaltsstoffe, deren Aufzählung zwar eine lange, aber selbst unter Fachleuten wenig verständliche Liste ergeben würde. Immerhin bemerkenswert ist aber, dass darunter sogar Enzyme, Vitamine, das Östrogen, Glukose, Pektine, Flavonoide, Gerbstoffe, ätherische Öle und andere Stoffe aus den Ausgangspflanzen die Humifizierung überlebt haben. Es handelt sich also summa summaris um ein Gemisch an Bestandteilen, dessen Hauptwirkung zunächst in adstringierender, antibakterieller, antiviraler und entzündungshemmender Form an der Haut, unserem größten Organ, angreift.

Lange Zeit war umstritten, ob und wie dieses Torfbukett genannte Gemisch die Haut durchdringt und welcher Art die Vorgänge sind, die dann subkutan und auf dem Wege in den Stoffkreislauf und die vegetativen Schaltzellen vor sich gehen. Soviel ist aber sicher, dass man sich nicht vorstellen darf, dass nun bestimmte Einzelbestandteile direkt an der Beeinflussung von medizinischen Indispositionen teilhaben. Vielmehr handelt es sich um eine
Art von Anwerffunktion, durch die eine Reihe komplizierter Vorgänge in Gang gebracht werden, durch die letztendlich Dysregulationen aufgelöst werden.

Wir befinden uns noch keineswegs im Stadium der abschließenden Erkenntnis, aber wir können das Licht am Ende des Tunnels dank der Erfolge der Heiltorftherapie deutlich erkennen. Noch sind wir nicht in der Lage, alle spezifischen Wirkungen einzelner Torfarten minutiös zu beschreiben, wenngleich vollkommen sicher ist, dass die einzelnen Torfarten eine unterschiedliche Wertigkeit in Bezug auf ihre Wirkung auf spezielle Erkrankungen besitzen. Das Problem steht auf einem völlig anderen Blatt: Es besteht noch Handlungsbedarf, die therapeutische Praxis auf die Tatsache einzustellen, dass Torf nicht gleich Torf ist.

Während für das Erreichen einer guten thermophysikalischen Wirkung von Badetorf ein massiertes Aufgebot an Torfmasse, z.B. ein Torfbreibad, notwendig ist, sind **biochemische Einflüsse auf den Patienten bereits mit einer geringen Menge an bestimmten Torfinhaltsstoffen bewirkbar.** Daher ist auch der aus der Auf- und Vorbereitungstechnik im Torfbadewesen bekannte Unterschied zwischen dem wasserreichen und aus faseriger Biomasse bestehenden Hochmoortorf und dem krautige und holzige Bestandteile besitzenden Niedermoortorf, der zudem noch eine Beimischung von mineralischen Bestandteilen wie Sand, Schluff, Ton, Seekreide oder Kalkmudde enthalten kann, in biochemischer Hinsicht unerheblich. **Die organischen Komponenten, also die Huminsäuren und Huminsäurevorstufen reichen sowohl im Hochmoortorf, als auch im Niedermoortorf und den diesen ähnelnden Mudden - das sind humusreiche Seeablagerungen - allemal aus.**

Man begeht im übrigen einen Fehler, wenn man diese minerogene Komponente als prinzipiell unschöne Zugabe betrachtet, weil nämlich tonige Niedermoortorfe Tonminerale enthalten können, die die Quellfähigkeit des Torfes und dessen plastische Eigenschaften verbessern. Und ein gewisser Kalkgehalt kann für die Abpufferung des z.T. hohen Säuregrades des Torfes geradezu erwünscht sein.

Christa Klickermann im Gespräch mit Prof. em. Dr. Gerd Lüttig

Bei den Recherchen zu unserem Moorbuch sind wir auf Wissenslücken bei fachlichen Mooranbietern, Ärzten und Therapeuten, gestoßen. Wie kann ein interessierter Fachanwender seine Wissensdefizite, vor allem in Hinsicht darauf, dass Torf heute verstärkt auch im Wellnessbereich Einzug hält, schließen?

Prof. Gerd Lüttig: Möchte ein Fachanwender wissen, wo er einen für ihn geeigneten Torf finden kann, sind die Kommission VI der Internationalen Gesellschaft für Moor- und Torfkunde (*IPS) und die Kommission VI der Deutschen Gesellschaft für Moor und Torfkunde (*DGMTV) erste Anlaufstellen. Hier bekommt er die notwendigen Informationen über Torf und mögliche Bezugsquellen und die erforderliche Beratung. Es wäre begrüßenswert, wenn Moorinteressierte von dieser kostenlosen Informationsmöglichkeit mehr Gebrauch machen würden. Zudem arbeitet die Kommission VI „Torf Balneologie,-Medizin und Therapie" der IPS derzeit an einem internationalen Torf-Almanach. Hier wird der Interessierte nicht nur alle wichtigen Torf-Adressen von Organisationen, fachkundigen Stellen und Torfanbietern finden, sondern zudem auch wichtige Informationen über die von Torf-Herstellern angebotenen Produkte und Torfqualitäten erhalten. Besonders begrüße ich auch Ihr Engagement mit diesem neuen Moorbuch. Durch eine zeitgemäße, verständliche Aufklärung des moorunkundigen Verbrauchers und Fachanwenders ist es ein sehr wichtiger Stein im Mosaik der Qualitätssicherung gesundheitlicher Mooranwendungen.

Torf und Fango – werden von vielen leider immer wieder in einen „Topf" geworfen. Nur der Moorkundige kennt die unterschiedlichen Wirkungsweisen. Können Sie unseren Lesern diese näher erklären?

Prof. Gerd Lüttig: Torf hat eine thermophysikalische und eine, wie man heute weiß, auch biochemische Wirkung auf den Organismus. Fango hat, nach heutigem Wissensstand, in der Regel nur eine thermophysikalische Wirkung. Doch auch hier darf man eine Unterscheidung des unterschiedlichen Fangos, ob Eifelfango, Freiburger Fango oder Abano-Fango, nicht ganz außer Acht lassen. Fango wird häufig mit Paraffin versetzt. Das Paraffin hat keinerlei gesundheitliche Wirkung, wie manche vermuten, sondern dient lediglich als Trägersubstanz zur einfacheren Anwendung des Fangos am Körper.

Verwendete Torfe aus Hochmooren und aus Niedermooren – Sie schreiben beiden im Buch "Moortherapie 2000" eine etwa gleichwertige therapeutische Bedeutsamkeit zu. Können Sie uns diese Aussage bitte näher erläutern?

Prof. Gerd Lüttig: Man kann heute guten Gewissens sagen, dass beide Torfarten in ihrer thermophysikalischen Wirkung in etwa gleichwertig sind. Hochmoortorfe haben eine etwas bessere Wärmeleitfähigkeit und in Torfen aus Niedermoor ist selbst ein gewisser Tonanteil nicht schädlich. Da man heute weiß, dass für die biochemischen Wirkungen im Körper bereits Nanogrammfraktionen (1 Gramm =1 Milliarde Nanogramm) der wichtigen Huminsäuren ausreichen, und diese Menge in Hochmoortorf und im Niedermoortorf ausreichend vorhanden ist, kann man auch hier keinen Unterschied mehr machen. Ob Torf aus Hochmoor oder Torf aus Niedermoor verwendet wird, hat eigentlich nach heutigem Wissensstand fast nur noch eine technisch-wirtschaftliche Bedeutung für die Aufbereitung von gesundheitlich verwendetem Torf.

Die antibakterielle Wirkung von Moor - damit werben Mooranbieter gerne. Woran kann der Moorunkundige erkennen, dass er ein Moor mit guter antibakterieller Wirkung erhält?

Prof. Gerd Lüttig: Torf ist das beste Mittel aus der Natur um Bakterien abzutöten. Dieses Wissen hatten uns unsere Vorfahren voraus. Nicht nur die alten Germanen pflegten damit ihre Wunden. Noch im 1. Weltkrieg war Torf das meistverwendete Naturmaterial zur Wundpflege und wurde damals in Form von Binden, Tüchern, Pflastern und Pasten bei den Kriegsverletzten verwendet. Diese guten Wirkungen nutzte man auch vor einigen Jahren im Afghanistan-Krieg. Dort wurden den Kriegsopfern als Immunstimulans Torftabletten verabreicht. Für gesundheitliche Zwecke zugelassene Torfe enthalten die für die antibakterielle Torfwirkung bedeutsamen Huminsäuren in der Regel in ausreichender Menge.

Dank intensiven Forschens und langen Anwendererfahrungen weiß man heute schon sehr viel über den Naturstoff Moor und ist in der Lage diesen selektiv und gut wirksam am Patienten anzuwenden. Welche Empfehlungen können Sie dem Fachanwender geben, dass er das für ihn optimale Moor erhält?

Prof. Gerd Lüttig: Will er zufriedene Patienten, Kunden oder Gäste, die gerne wiederkommen, lege ich ihm die in der ersten Frage vorgestellte Vorgehensweise ans Herz. Die Kommission VI der IPS* ist dafür die richtige Anlaufstelle.

Welche Empfehlungen können Sie dem Endkunden, also Patienten geben, damit er das für ihn optimale Moor erhält?

Prof. Gerd Lüttig: Auch der Verbraucher bekommt bei der IPS* Auskunft. Und dank Ihres Buches weiß er nun auch, worauf er bei der Wahl seines Moortherapeuten achten sollte. Ein Verzeichnis moorerfahrener Kliniken und Therapeuten wird man auch im Moor-Almanach der IPS* finden.

Für dieses Buch haben wir Mooranwendungen in unterschiedlichen Anwendungsbereichen, Medizin, Physiotherapie und Wellness getestet. Im Wellnesshotel hat man uns eine mehrtägige Moorbadekur empfohlen. Wichtige Hinweise wie Ruhe nach der Anwendung, Fragen nach bestehenden Krankheiten, Kontraindikationen, blieben aus. Was kennzeichnet Ihrer Meinung nach eine im Sinne des Verbrauchers ordentliche Moor-Wellness-Anwendung?

Prof. Gerd Lüttig: Moor-Wellness-Anbieter müssen ihre Gäste ordnungsgemäß aufklären. **Jeder, der mit Moor arbeitet, muss sich Wissen über das von ihm dargebotene Naturmaterial, dessen Wirkungen, Inhaltsstoffe und richtige Anwendungsformen verschaffen.** Man darf keinen Gast in ein Moorbreibad stecken, ohne ihn vorher nach bestehenden Krankheiten gefragt zu haben und über Kontraindikationen aufgeklärt zu haben. Ebenso empfiehlt sich, das Moorbreibad richtig temperiert, eingestellt an der Basistemperatur des Badenden, zu verabreichen. Ein Vollbad sollte generell nur bis unters Herz und nicht länger als 20 Minuten verabreicht werden. Und dann folgt das wohl wichtigste – Abwaschen nur mit klarem Wasser ohne Zusätze und **unbedingt eine halbstündige Nachruhe einhalten.** Das kann man nicht oft genug betonen. Ich habe schon erlebt, dass Menschen vom Moorbad direkt in die Sauna oder zum Sport gingen. Wer das tut, gefährdet seine eigene Gesundheit in besonderem Maße. Wer nicht sicher ist, ob bei ihm durch eine bestehende Krankheit ein Moorbad kontraindiziert ist, sollte sich vor der ersten Moorbadanwendung unbedingt von einem Badearzt dahingehend untersuchen lassen.

* In Kapitel 4 Service- Adressen, Links, Quellen
finden Sie die Adressen unserer Interviewpartner und der genannten Verbände.

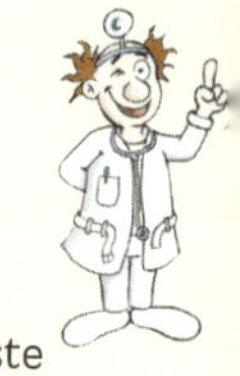

Über die biochemische Wirksamkeit von Mooranwendungen

Wir wollen uns hier vor allem für unsere fachkundigen Leser den (für die **biochemische** Wirksamkeit der Mooranwendungen) derzeit als bedeutendste und vielseitigste Wirkstoffgruppe eingestuften Huminsäuren und den häufig erwähnten und diskutierten hormonellen Wirkstoffen von Mooren näher widmen.

Huminstoffe

Huminstoffe sind nicht als einheitliche Wirkstoffgruppe zu verstehen. Vielmehr sind sie eine komplexe Gruppe ähnlicher Naturstoffe. Unterteilt werden sie in wasserlösliche Huminsäurevorstufen, Huminsäuren und schwerlösliche Humine. Die verschiedenen Wirkungen auf den Organismus werden vor allem den Huminsäuren zugeschrieben.

Huminsäuren sind adsorbierend und binden Giftstoffe. Sind sie an Eiweiße beispielsweise auf Schleimhäuten gebunden, wirken sie stark zusammenziehend (adstringierend). Hierdurch wird die Aufnahme von Giftstoffen über die Schleimhaut und über die Haut herabgesetzt oder verhindert. Eine Besonderheit der Huminsäuren ist ihre Fähigkeit, Nervenenden zu beruhigen. Dadurch werden beispielsweise im Darm Spannungen vermindert, er entkrampft, und Schmerzen werden gelindert. Wissenschaftler entdeckten, dass Huminsäuren eine abwehrsteigernde Wirkung haben.

Wirksam scheint hier das Zusammenspiel adstringierender (zusammenziehender), schleimhaut-abdeckender, antiphlogistischer (antientzündlicher), adsorptiver (Anlagerung an Schadstoffe, die somit ausgeschieden werden können), antiresorptiver, antiviraler und antimikrobieller Eigenschaften der Huminsäuren zu sein. Weitere mögliche Wirkungen der Huminsäuren sind Gegenstand aktueller Forschungsbemühungen.

Hormonwirkung von Mooranwendungen

Im Moor vorkommende östrogenartige Substanzen mit Hormonwirkung sind an Humine und an Bitumina gebunden. In dieser Form können sie keine Eigenwirkung entfalten. Erst nach einer Lösung der Bindung an Humin und Bitumina können sie aktiv werden.

Abgesicherte klinische direkte Hormonwirkungen sind nur mit frischen Torfen beschrieben worden. Diese Hormone sind nur wirksam, wenn die Torfzubereitungen unter ganz bestimmten Bedingungen hergestellt werden. Diese östrogenen Stoffe des Moores wirken sich besonders positiv im Rahmen der Frauenheilkunde auf Sterilität und entzündliche Prozesse aus und sind besonders wichtig für die Behandlung der Osteoporose vor allem bei älteren Menschen.

Von den nachgewiesenen Hormonen unterschieden werden muss die hormonstimulierende Wirkung von Mooranwendungen, die sich nicht nur auf Frischtorfe beschränkt. Die körpereigene Produktion von Östrogenen wird durch unterschiedliche Moor-Anwendungen angeregt und normalisiert.

2.4 Wie wirkt Moor?

Lange Zeit galt der thermophysikalische Einfluss, also die Wärme- oder Kältewirkung, als wichtigste Einwirkungsart des Moors für die äußerliche Anwendung. Dank zahlreicher Forschungen im In- und Ausland werden jedoch immer neue, faszinierende Wirkungsweisen der Mooranwendungen entdeckt, die weit darüber hinaus gehen. Forschergruppen beschrieben beispielsweise 1999 die Wirkung von Moorextrakten auf die glatte Muskulatur, untermauerten die immunmodulierende Wirkung durch Grundlagenstudien und beschrieben Erfolge der Anwendung von Moor bei rheumatologischen, gynäkologischen und inneren Erkrankungen. In Polen, Tschechei und Rußland werden Moorpräparate sehr viel häufiger angewendet als hierzulande. Daher sind dort auch die Kenntnisse über die Moortherapie sehr weit gediehen und neben den thermischen werden hier besonders auch die biochemischen Wirkungen erforscht und erfolgreich genutzt.

Als gesichert gilt mittlerweile, dass **die wertvolle therapeutische Wirkung des Moors durch das Zusammenspiel thermischer, biophysikalischer und biochemischer Vorgänge entsteht**. Regelmäßig finden internationale Kongresse zur Moortherapie statt, auf denen die neuesten Forschungsergebnisse diskutiert werden. Auf der Jahrestagung der Deutschen Gesellschaft für Moor- und Torfkunde im Juni 2003 in Bad Wurzach stellte beispielsweise eine Arbeitsgruppe um Frau Prof. Klöcking von der Friedrich-Schiller Universität Jena ihre Erkenntnisse zur Sonnenschutzwirkung von Huminsäuren vor. Die menschliche Haut wird durch Sonnenstrahlen nicht nur belastet (durch Austrocknung, Kollagenabbau, vorzeitige Alterung), sondern auch gefährdet, da sich bösartige Tumore (Melanome) bilden können. Nachgewiesen wurde nun, dass die Huminsäuren die UVB-Strahlen der Sonne absorbieren und so wie ein UV-Filter wirken. Diese Ergebnisse haben einen hohen Stellenwert für die Entwicklung weiterer sinnvoller Anwendungsformen von Moorzubereitungen.
(Siehe Interview Fr. Prof. Klöcking Seite 81)

Ein weiterer möglicher Wirkungsaspekt der Huminstoffe rückte ebenfalls in den Blickpunkt des Interesses. Die Arbeitsgruppe von Frau Prof. Klöcking fand auch heraus, dass Natriumhumat die Blutgerinnung hemmen kann und bestätigte damit frühere Studien von Prof. Ziechmann, Göttingen. Dabei ist es auf Körperoberflächen stärker wirksam als der herkömmliche Wirkstoff Heparin. Da Natriumhumat gleichzeitig auch entzündungshemmend und gerinnselauflösend wirkt, könnte sich hieraus eine zukünftige Behandlungsform für oberflächliche Venenentzündungen entwickeln.

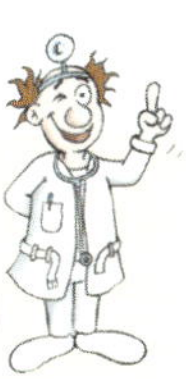

Gut zu wissen - Die Einzigartigkeit von Moor

Diese liegt wohl neben seinen vielen guten Einzelwirkungen vor allem in seiner ganzheitlichen Wirkungsweise. Richtige Anwendung natürlich vorausgesetzt. Zum Beispiel: Sie baden kurmäßig in Moor wegen Ihrer Rheuma-Beschwerden. Gratis bekommen Sie eine Extra-Dosis Immunstimulation obendrauf, Ihre Haut wird samtig, glatt und rein, Ihr Kreislauf stabiler, der Stoffwechsel angekurbelt und das vegetative Nervensystem stimuliert. Diese vielfältigen Wirkungen auf den gesamten Organismus machen das Moor zu einem der wertvollsten, durch nichts zu ersetzenden Naturheilmittel unserer Zeit.

Physikalische Wirkung

Auftrieb und hydrostatischer Druck

Thermische Wirkungen werden beim Moorbreibad ergänzt durch den Auftrieb und den hydrostatischen Druck, die durch das Quellvermögen und die hohe Wärmeleitung des Moores bedingt sind. Der Auftrieb vermindert das Körpergewicht um bis zu 90 %. Dies entlastet den Stütz- und Bewegungsapparat und wirkt sich bei verschiedenen Beschwerden des Bewegungsapparates positiv aus. Der hydrostatische Druck eines Moorbades führt dazu, dass das Blutvolumen besonders bei Halbbädern in die obere Körperhälfte verlagert wird. Dadurch wird die Herzleistung gesteigert. Die Tätigkeit der Nieren und somit die Ausscheidung von Flüssigkeit und Schlacken wird angeregt. Diese zentrale Verlagerung des Blutvolumens ist nicht zu verwechseln mit einer Erhöhung des Blutdrucks! Moorbäder senken den Blutdruck unabhängig vom ursprünglichen Blutdruck. Diese Blutdrucksenkung bleibt auch noch einige Zeit nach dem Bad bestehen. Erklärt wird diese Beobachtung dadurch, dass die näher an der Körperoberfläche gelegenen Blutgefäße durch die Wärme erweitert werden, der Druck darin also entsprechend sinkt. Wenngleich diese blutdrucksenkende Wirkung nicht zur Behandlung eines erhöhten Blutdrucks ausreicht, belegt sie jedoch, dass ein (mäßig) erhöhter Blutdruck keine Gegenanzeige für eine Mooranwendung darstellt. Im Zweifelsfalle sollte vorher der behandelnde Arzt befragt werden!

Physikochemische Eigenschaften

Eine der wichtigsten physikochemischen Eigenschaften von Mooranwendungen ist darauf zurückzuführen, dass Moor in der Regel sauer ist. Die Quellfähigkeit der Haut und ihr pH-Wert werden hierdurch günstig beeinflusst. Der pH-Wert beschreibt die Konzentration von Wasserstoffionen und gibt an, ob eine Flüssigkeit sauer, neutral oder basisch ist. Ein pH-Wert von 7 kennzeichnet neutrale Lösungen, kleinere Werte stehen für saure und größere Werte für basische Lösungen. Die gesunde Haut hat einen leicht sauren pH-Wert von 5,5.

Ein Moorbad unterstützt die Ausscheidung körperfremder, giftiger Stoffe. Bademoore können diese Stoffe binden, und verhindern so ihre erneute Aufnahme durch den Körper.

Biochemische Wirkungen

Moor wirkt auch direkt auf körpereigene Vorgänge ein. Beispielsweise ist es nachgewiesen, dass einige seiner Bestandteile über die Haut aufgenommen werden und so in die Blutbahn gelangen, über die sie im gesamten Organismus ihre Wirkung entfalten können. Über die neurovegetativen Schaltstellen schieben die Inhaltsstoffe neue Stoffumsätze an.

Hier sind Beispiele für die bereits erwiesenen biochemischen Wirkungsweisen:

- Glättende, straffende Wirkung auf die Haut
- Antiphlogistisch – antiinflammatorische Wirkung
- Antibakterielle Wirkung
- Antivirale Wirkung
- Beeinflussung der spontanen Kontraktilität der glatten Muskulatur
- Anregung der Östrogenproduktion
- Immunmodulatorische Wirkung
- Strahlenschutzwirkung
- Entgiftungswirkung im Magen-Darmtrakt

Thermische Wirkung

Wärmezufuhr und Wärmeentzug haben sich in der Therapie unterschiedlichster Erkrankungen der Gelenke, Wirbel und inneren Organe bewährt.

Wärme

Moorzubereitungen speichern Wärme langfristig und geben sie kontinuierlich ab. Dadurch werden behandelte Bereiche besser durchblutet. Zum Vergleich: mit einem Moorbad wird dem Körper die siebenfache Menge Wärme gegenüber einem Wasserbad mit gleicher Ausgangstemperatur zugeführt. Beim Moorbad erreicht diese Wärme auch tiefer gelegene Organregionen. Der Stoffwechsel der Haut und tiefer gelegener Organe und Hormondrüsen wird bei einer Warmanwendung angekurbelt. Die Zellen werden besser mit Sauerstoff versorgt. Fremdstoffe und Gifte werden ausgeschieden, der Körper entschlackt. Reflektorisch kommt es zu einer ausgleichenden Wirkung auf das Zusammenspiel der Hormondrüsen (Hypophyse – Nebennieren – Gonaden). Unterstützt wird diese Wirkung dadurch, dass hormonartig wirkende Inhaltsstoffe des Moors über die Haut aufgenommen werden können. Wiederholte Bäder wirken daher langfristig normalisierend auf den Hormonhaushalt. Wärmeanwendungen in Form von Bädern, Wickeln, Kompressen oder Moortampons werden in der Regel bei chronischen Prozessen eingesetzt.

Kälte

Im Falle akuter Entzündungen sind schmerzlindernde, abschwellende und entzündungshemmende Kälteanwendungen besser geeignet. Die Kälteanwendung mit Moor ist eine erst seit wenigen Jahren bekannte Therapieform.

Aufgrund der besonderen Temperaturleiteigenschaften des Moores kann mit Moorpackungen (im Unterschied zur Eispackung oder chemischen Kompressen) eine besonders gleichmäßige Senkung der Hauttemperatur erreicht werden.

Ganzheitliche Wirkung, angenehme Nebenerscheinungen und wissenschaftlich (noch) nicht gesicherte Wirkungen

Es ist gesichert, dass eine Anwendung von Moor ein komplexes Verfahren ist. Immer neue wissenschaftliche Erkenntnisse aus der ganzen Welt untermauern die vielfältigen Beobachtungen, die Linderung suchende Menschen und moorerfahrene Ärzte und Therapeuten weitergeben. Durch die Kalt- oder Warm-Anwendungen, aber auch durch das noch nicht völlig erforschte komplexe Zusammenspiel einzelner Wirkstoffe wird der Organismus Reizen ausgesetzt, die eine Selbstregulation bei zahlreichen Störungen und Beschwerden ermöglichen.

Zu den angenehmen Begleiterscheinungen gehört die Anregung der Zellfunktionen, wodurch der Organismus unter anderem entgiftet und entschlackt wird.

Durch die gesteigerte Durchblutung nach Warmanwendungen werden auch alle inneren Organe angeregt. Muskeln entspannen sich, Verkrampfungen werden gelöst und die Haut regeneriert leichter.

So kann ein Moorbad vorübergehend zur allgemeinen Gesunderhaltung unterstützend oder therapiebegleitend eingesetzt werden. Über die Anregung der Hormondrüsen und des vegetativen Nervensystems bessert sich auch das seelische Wohlbefinden.

2.5. Ist Moor gleich Moor?

Ein klares Nein muss diese Frage beantworten. Die physikalischen und chemischen Eigenschaften des Rohstoffes Moor und somit auch seine therapeutischen Wirkungen werden von zahlreichen Faktoren beeinflusst: Der geologische Unterbau, also der Boden, auf dem es entstanden ist, das Klima, das es von außen beeinflusst, die Tiere und Pflanzen, die darin leben, aber auch die Art des Abbaus, der Lagerung, die Aufbereitung und die Anwendung des Moors.

Die nachfolgende Beschreibung der beiden hauptsächlich verwendeten Moorvarietäten Hochmoor und Niedermoor sollte deshalb nur als allgemeine, vereinfachte Information verstanden werden.

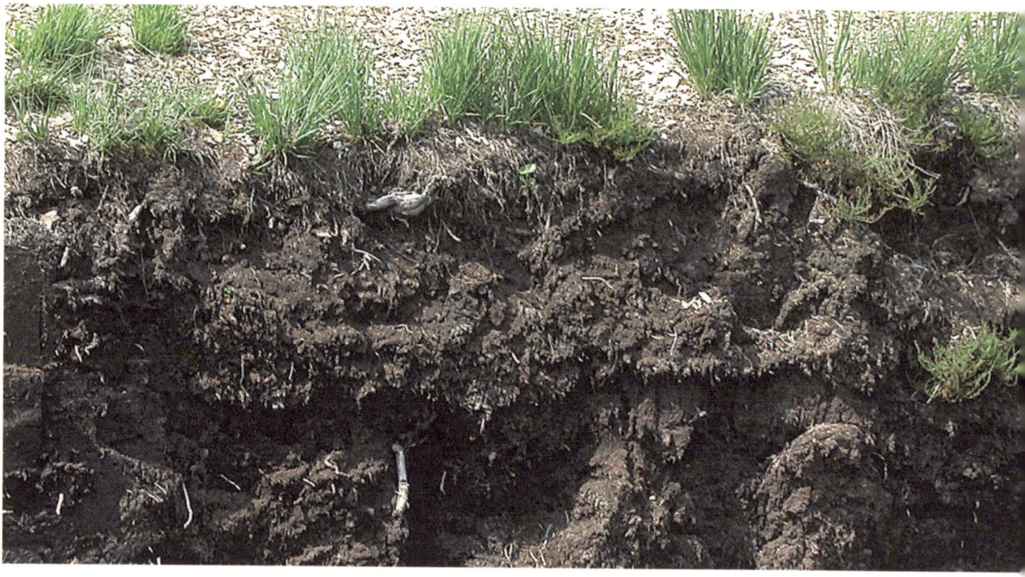

Ein MOORSTICH im südostbayerischen Naturschutzgebiet Schönramer Filz.
Die unterschiedlichen Schichten eines Moorstichs können verschiedenen Nutzungen zugeführt werden.
Laut Moorschutzprogramm muss in Deutschland eine Restschicht von 50 cm stehen bleiben.

Einen virtuellen Spaziergang durch eine faszinierende Moorlandschaft mit ihrer einzigartigen Flora und Fauna können Sie auf unserer Webseite zum Buch http://www.heilmoor.info machen.

Für Betreiber von Moorbädern scheinen frische, stark humifizierte **Hochmoore** am wirtschaftlichsten und ergiebigsten. Für ihre Aufbereitung zum Bad oder Packung benötigt man weniger Naturmaterial, da sie langsam, aber gut quellen. Frische, mäßig bis gut humifizierte Hochmoore werden wegen ihrer freien östrogenwirksamen Steroide gerne in der Frauenheilkunde eingesetzt und eignen sich auf Grund ihrer guten bakteriziden Wirkung ısbesondere auch für Moor-Bewegungsbäder. Aus Hochmooren gewonnenes Moor trocknet ıngsamer aus als Moor aus Niedermoor. Es enthält weniger Mineralstoffe, hat aber eine öhere bakterizide Wirkung, die um so besser ist, je sauerer das Moor ist (siehe S. 30).

Iiedermoore sind in der Regel weniger sauer und beinhalten eine meist höhere Konzentraion an Mineralstoffen, die bis zu 30 % der Trockenmasse betragen kann. Für ein Moorbreibad nit 270 Liter Moorbademasse benötigt man 10 kg Trockensubstanz aus vorgequollenen Moor us Hochmoor, jedoch 50 kg Trockensubstanz eines Niedermoor-Deponates. Die in Fachkreisen veit verbreitete Auffassung, dass Hochmoore vor allem für die Behandlungen gynäkologischer rkrankungen und Niedermoore für den rheumatischen Kreis geeignet sein sollen, kann nach eutigem Kenntnisstand der Wissenschaft widerlegt werden.

)er **Rohstoff Moor** kommt in der Natur nass vor und ist von dunkelbraun-schwarzer Farbe.)ieses Naturmaterial wird mit mehr oder weniger Wasser zu Packungen, Pasten und Bädern ufbereitet. In einer eigenen Mahlmaschine wird es von größeren Pflanzenteilen befreit. Um s zu **Trinkmoor** weiter zu verarbeiten, durchläuft es zusätzliche Feinmahl-Prozesse, bis es u jener schokoladenbraunen, pastösen cremigen Flüssigkeit wird, die man heute verstärkt in er Naturheilkunde einsetzt. In der Kosmetik kommen häufig nur die reinen Moorwassersubstanzen, das so genannte **Schwarzwasser**, zur Anwendung. Es enthält die wertvollen iochemischen Wirkstoffe, auf die es in der Kosmetik in erster Linie ankommt.

ı einigen Moorbädern werden dem Moor durch Zufügen von Mineralwasser aus natürlichen Ieilquellen noch andere wertvolle Wirkstoffe, wie zum Beispiel Schwefel, zugeführt.

orsorgen und heilen mit 100% atur pur!

ine der wohl angenehmsten Formen es Gesund bleibens und Gesund verdens ist das Moorbreibad.

n Moorheilbad Bad Senkelteich badet ıan unter ärztlicher und freundlicher etreuung in Holzzubern im wohlig ickbreiigen Moor.

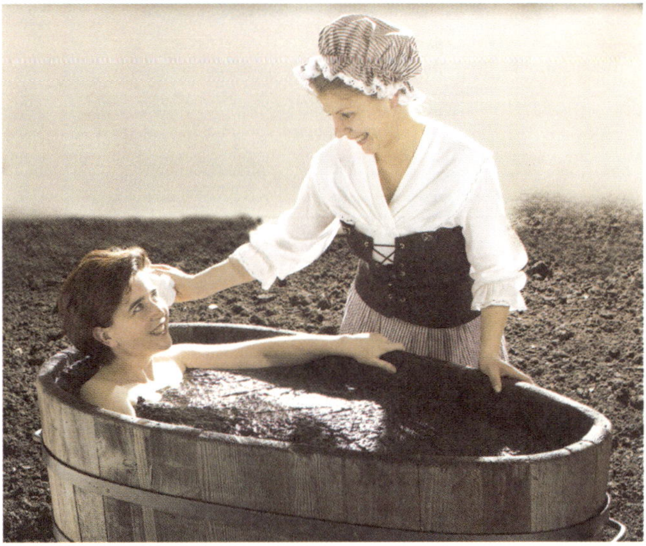

2.6 Moorqualität und ihre Auswirkung auf die therapeutische Wirkung

Eine wesentliche Qualitätssicherungsmaßnahme für künftige Mooranwendungen könnte sein, dass Hersteller und Therapeuten mehr Informationen über das von ihnen verwendete Moor veröffentlichen. Ein Schritt in diese Richtung ist das im deutschen Bäderheilkunde-Gesetz verankerte Recht des Patienten, auf Anfrage Einsicht in die balneologischen Mooranalysen zu bekommen. Moorbäder sind gesetzlich verpflichtet, ihre Mooranalysen öffentlich auszulegen. Diese Mooranalysen dürfen nicht älter als 10 Jahre sein.

Bei den Recherchen zu unserem Buch haben wir nicht bei allen Mooranbietern konkrete Aussagen über das von ihnen verwendete Moor gefunden. Einige Moorheilbäder machen ihre Peloid-Analyse zusätzlich auf ihrer Webseite öffentlich und erklären dem Moorunkundigen das dort verwendete Moor in allgemein verständlichen Worten. Hier setzt auch der in 2004 erscheinende Moor-Almanach der Kommission VI, der International Peat Society* an (IPS). Mooranbieter und ihr verwendetes Moor werden hier nach therapeutisch wichtigen Klassifikationen eingeteilt.

Diese so wichtigen Maßnahmen zur Qualitätssicherung sind gefordert, um

- den Heilerfolg exakter beschreiben zu können
- genaue Dosierungsangaben daraus abzuleiten
- therapeutische Erfolge zu optimieren
- die Heilwirkungen mit anderen Naturheilmitteln vergleichen zu können
- die Wirtschaftlichkeit der Anwendung gewährleisten zu können
- fehlende wissenschaftliche Untersuchungen gezielter und effizienter durchführen zu können.

Um die gesundheitliche Wirkung und Anwendung von Moor therapeutisch auf gesicherte Grundlagen zu stellen, arbeitet derzeit eine eigene Arbeitsgruppe der Internationalen Moor-Gesellschaft (International Peat Society) unter Leitung von Prof. Gerd Lüttig daran, die Bademoore zu klassifizieren. Ziel ist, eine physiko-chemisch-balneologische Typenbeschreibung verwendeter Moore zu etablieren, die dem Therapeuten die Auswahl des für seine Therapie geeigneteren Moores ermöglicht. Eine längst fällige, aus gesundheitlichen, ökologischen und wirtschaftlichen Gründen sehr begrüßenswerte Maßnahme.

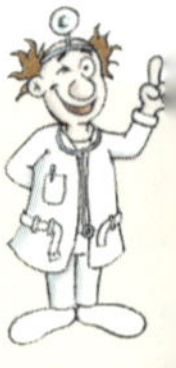

Zur Frage nach dem therapeutisch besten Moor

zitieren wir an dieser Stelle den international bekannten Moorfachmann Prof. Dr. em. Gerd Lüttig: „Das am besten geeignete therapeutisch einsetzbare Moor ist jenes, dessen naturwissenschaftlich belegbare Eigenschaften am genauesten bekannt sind."

Der Therapeut muss sich also Wissen über das von ihm angewendete Moor bei seinem Moorlieferanten beschaffen. Nur gezielte Analyse des Naturmaterials, sorgfältige Gewinnung und Aufbereitung und die richtige Anwendung am Patienten auf Grundlage sorgfältiger Diagnose können einen optimalen therapeutischen Erfolg sicherstellen.

:.7 Wie finde ich für mich die richtige Moortherapie?

inen erfahrenen Moortherapeuten Ihres Vertrauens zu finden, ist nicht so einfach angesichts er Tatsache, dass sie nicht gerade Seiten im Telefonbuch füllen, oft im Verborgenen blühen der nur als Geheimtipp unter PatientInnen weitergegeben werden.

eben einem moorkundigen Arzt, Heilpraktiker oder Therapeuten und entsprechenden rganisationen* bietet heute das Internet einige Anlaufstellen. Auf http://www.deutscher-eilbaederverband.de und http://www.baederkalender.de/ können Sie nach Indikationen eordnet Anschriften von Moorheilbädern recherchieren.

ine gute Quelle für Moor in der Frauenheilkunde ist der **Gemeinnützige Verein zur örderung der Gynäkologischen Balneotherapie und Rehabilitation e.V.*, online nter http://www.frauengesundheit-online.de*.** Dort finden Sie neben wichtigen Arzt- nd Klinik-Adressen erste Informationen über Mooranwendungen in der Frauenheilkunde.

ündige Patienten fragen ihren Moortherapeuten – nach seinen Moor-Erfahrungen, dem erwendeten Moor und seinen Wirkungen. Ein guter Moortherapeut kennt das von ihm erwendete Moor, macht kein Geheimnis aus seinen Mooranalysen und kann Ihnen zumindest ie wichtigsten Hauptwirkstoffe und Wirkungsweisen erklären.

Adressen siehe Kapitel 4 - Service - Adressen, Links, Quellen

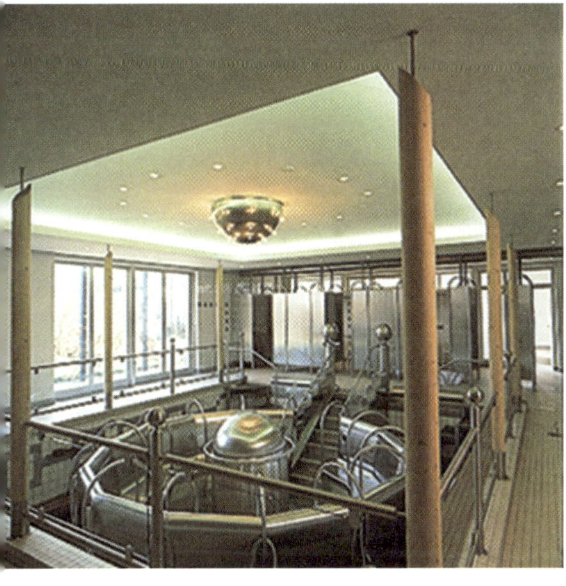

In den Kliniken Harthausen* im bayerischen Moorheilbad Bad Aibling*, kurieren die Patienten in modernen Moor-Großbadewannen ihre rheumatischen, orthopädischen Erkrankungen aus.

Als Patient haben Sie das Recht in die aktuellen Analysen des verwendeten Moores Einblick zu nehmen, die in Deutschland nicht älter als 10 Jahre sein dürfen.

Einige Anbieter veröffentlichen ihre Mooranalysen heute in ihren Werbebroschüren und auf der Webseite. Dies ist doch zumindest ein Zeichen von kundenfreundlicher und zeitgemäßer Aufklärung, dem alle Mooranbieter nachkommen sollten.

Dem Fachanwender wird der in 2004 erscheinende neue **Mooralmanach der International Peat Society*** helfen, den für seine therapeutischen Zwecke optimalen Mooranbieter zu finden.

Mit * gekennzeichnete Adressen siehe Kap. 4 - Service - Adressen, Links, Quellen

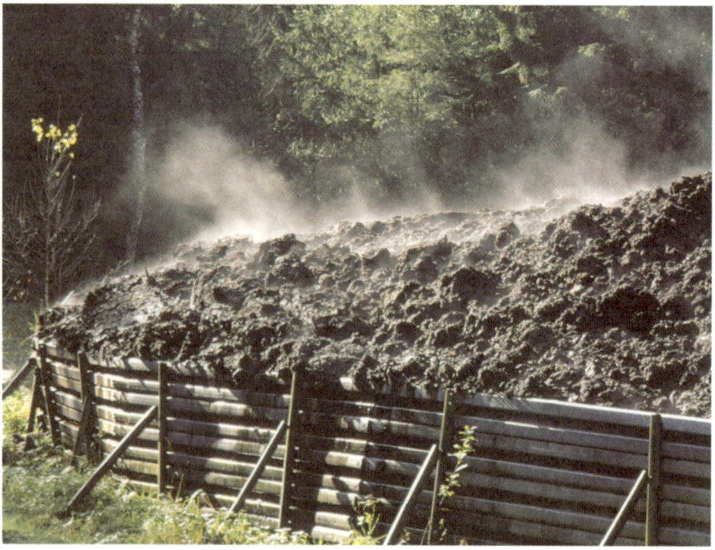

Natürliche Moorlagerstätte in Bad Aibling für abgebadeten Torf.

Kapitel 3

Moor in der praktischen Anwendung

Dr. med. Petra Wenzel, Christa Klickermann

Die gesundheitlichen Anwendungen von Moor blicken auf eine jahrhundertelange Tradition und die Erfahrungen zahlloser Anwender zurück. Der intensiven Forschung in den angestammten Disziplinen Frauenheilkunde, Bäderheilkunde und Rheumatologie verdanken wir bis heute immer neue Erkenntnisse über die gesundheitlichen Wirkungen des Moores.

Ob Dermatologie, Innere Medizin, Augenheilkunde, Immunologie oder Tumorforschung – Moor dringt in den letzten Jahren in immer neue Anwendungsbereiche vor. Heute ist das Naturheilmittel Moor nicht mehr wegzudenken aus der Rehabilitativen wie Kurativen Medizin und der Natur- und Erfahrungsheilkunde. In der Tiermedizin nutzt man Moor seit langem als natürliches Therapeutikum bei Aufzucht und Pflege der Tiere.

Alle Bemühungen gehen einen eindeutigen Weg in Richtung selektive Moor-Anwendung. Ziel ist es, dem Patienten die richtige Moortherapie mit dem richtigen Moor angedeihen zu lassen.

Die von den Patienten als angenehm geschilderten Wirkungen des Moores auf Körper, Haut und Psyche sprachen sich im Laufe der Jahre schnell herum, zumal das Bedürfnis nach natürlichen Heilmethoden immer größer wurde.

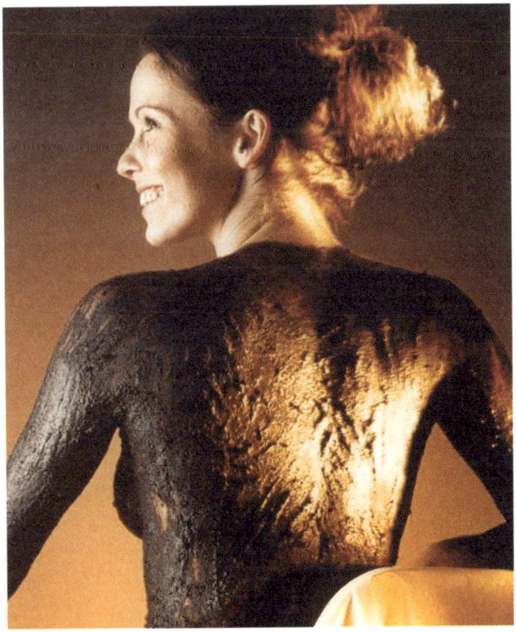

In Form einer ergänzenden und vorsorgenden Körper- und Gesundheitspflege hält Moor in den letzten Jahren verstärkt Einzug in Wellness und Kosmetik. Neben therapeutisch verordnetem Moor stehen uns nun auch gute und wirkungsvolle Produkte für die tägliche Anwendung und Gesundheitspflege zu Hause zur Verfügung.

Aktiv und beweglich bleiben, durch eine den ganzen Menschen erfassende und alle Sinne ansprechende Gesundheitsvorsorge – diesem Bedürfnis kommt das alte Naturheilmittel Moor auf Grund seiner vielseitigen Wirkungsweisen näher als so manches ausgeklügelte Medikament.

3.1 Alte und neue Anwendungsformen von Moor

Prinzipiell kann die Moorbehandlung **äußerlich (über das Aufbringen auf die Haut)** oder **innerlich (über das Einbringen in den Körper)** erfolgen. Die meisten Anwendungen können ohne Probleme zu Hause durchgeführt werden, die wichtigsten beschreiben wir Ihnen ab Seite 43. Anwendungen, die schwerpunktmäßig in Kliniken/Kurbädern durchgeführt werden, sind entsprechend markiert.

Äußerliche Anwendung	Moordünnschichttherapie (überwiegend biochemische Wirkung)	• Moorlösungen (Eintauchen, Befeuchtung) • Moorumschläge • Moorsalbe • Moorpaste
	Moorwärme- oder kältetherapie (thermische und biochemische Wirkung)	Moorbad, als • Moorwasserbad mit Moorzusatz • Huminsäurebad (Moorlauge) • Moorschwebstoffbad • Moorbreibad
	Moorpackung	• Vollmoorpackung (Frischmoor) • Moor mit Paraffin (nur Wärmewirkung) • Einmal-Kontaktpackung (moordurchlässiges Vlies für einmalige Anwendung) • Mehrfach-Kontaktpackung (moordurchlässiges Vlies für ca. 3-5malige Anwendung)
innerliche Anwendung	Über den Magen-Darmtrakt	Mundhöhle • Moorspülungen • Moorzahnfleischauftragungen Einnahme • Trinkkur Verabreichung über den Darm • Mikroklistier (Einlauf) aus Moorwasserlösung • Moorbreieinlauf
	Durch die Haut in das Körperinnere	• Intramuskulär (Fulvosäurepräparate) • Intravenös (Fulvo- und Huminsäurepräparate) • Intraperitoneal (durch die Bauchhöhle) • In das Tumorgewebe • In die Augenbindehaut als Augentropfen • Inhalation • Vaginal • Tabletten mit Moorextrakt • Moorspülungen mit Moorwasser • Moorbreibad (Moortampon) oder Moordünnschichtbehandlung

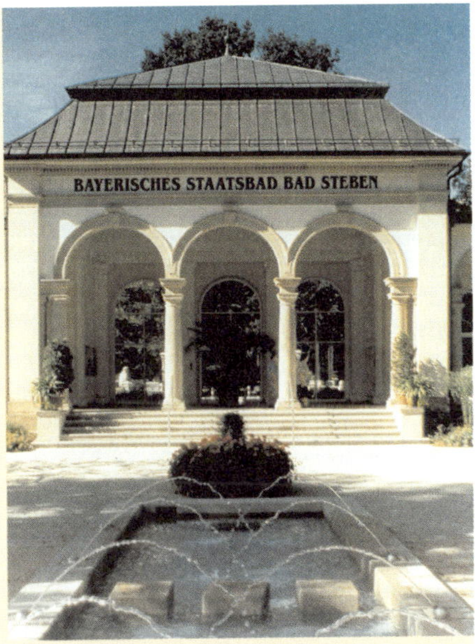

Die Moorkur – ein Segen für den Menschen

Der Moorkur gebührt eine ganz besondere Stellung vor allem bei langwierigen, chronischen Erkrankungen, oder als Anschlussheilbehandlung nach Krankheit und Operation. Sie blickt auf eine jahrhundertelange Tradition mit beeindruckenden Heilerfolgen zurück.

In Zeiten hochgepriesener Fortschritte wie der Neuen Technologien oder Doppelbelastung durch Beruf, Freizeit und Familie, die den Menschen nicht selten überfordern, gebührt der medizinischen Moorkur als einer den ganzen Menschen erfassenden Heilbehandlung ganz besondere Anerkennung.

Ambulant oder stationär über 3-6 Wochen durchgeführt, werden Kuren von einem erfahrenen Badearzt begleitet. Moor im Therapieverbund mit Bewegung, Natur, Entspannung, Motivation und anderen naturnahen Therapieformen wie Akupunktur oder Hydrotherapie (Wasserkuren) spricht Körper und Seele gleichermaßen an. Die Erfolge von Moorkuren sind, bei ausreichender Kurdauer, beeindruckend und nachhaltig. Ein großes Stück mehr an Lebensqualität, weniger Schmerzen und Medikamenteneinnahme, psychische und physische Stabilität - all das kann eine Moorkur für den Patienten bedeuten. Für eine solche Kur spricht vor allem die Möglichkeit der intensiven Einflussnahme auf die Probleme der Patienten. Neben der Auszeit vom privaten und beruflichen Alltag und den medizinisch wertvollen Anwendungen hilft ihnen hier auch die Erkenntnis, mit Leid, Schmerz und Sorgen nicht alleine zu sein.

In Zeiten staatlich verordneter Einsparungen und leider oft kurzsichtiger wirtschaftlicher Maßnahmen werden nur in wenigen Ausnahmefällen Kuren von mehr als 3 Wochen verordnet. Die Kosten dafür werden nach den Heilmittelrichtlinien des Bundesausschusses der Ärzte und Krankenkassen vom 01.07.2001, abhängig von der Diagnose, übernommen.

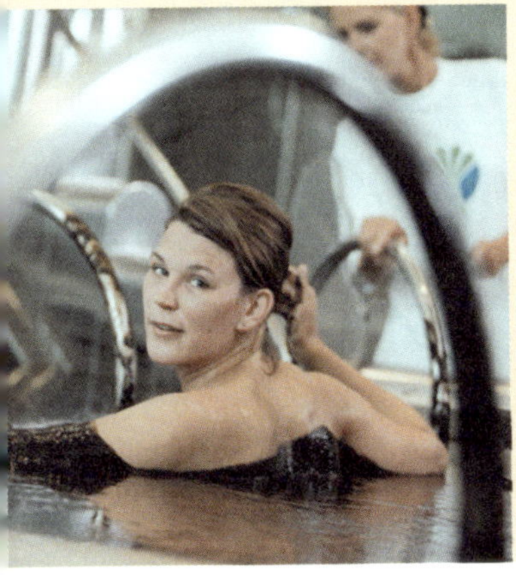

Ob Sie zur Rheuma-Kur ins älteste bayerische Moorheilbad, Bad Aibling, dort wo schon in 1838 Desiderius Beck ein Moorbad verabreichte, ins moderne Staatsbad Bad Steben, mit seinen wertvollen Stebener Heilquellen, zur Osteoporose Kur ins idyllische Moordorf Bad Kohlgrub, oder nach Bad Aibling fahren wollen – auf **http://www.heilmoor.info** finden Sie ein übersichtliches Verzeichnis europäischer Moorheilbäder.

Ebenso können Sie den Deutschen Bäderkalender mit allen wichtigen Adressen für Kuren anfordern bei **http://www.baederkalender.de** oder beim Deutschen Heilbäderverband e.V., Schumannstr. 111, 53113 Bonn, Tel. 0228-20120-41.

Indikationen für eine Moorkur laut Deutschem Bäderkalender 2002

Diese Diagnosen des Arztes können laut Dt. Bäderkalender Grundlage zur Beantragung einer Kur sein.

Erkrankungen des Stütz- und Bewegungsapparates und der Nerven	• Chronisch entzündliche und/oder degenerative Gelenkerkrankungen • Chronische Formen des Weichteilrheumas (z.B. Fibromyalgie) • Gelenk- und Wirbelbeschwerden durch Stoffwechselerkrankungen (z.B. Gicht) • Nachbehandlung und Rehabilitation nach Unfällen, Verletzungen, Operationen • Skeletterkrankungen mit rheumatischen Beschwerden (z.B. Osteoporose) • Ischias • Morbus Bechterew
Frauenleiden	• Chronische Erkrankungen des kleinen Beckens • Zyklusstörungen, prämenstruelle Beschwerden • Entwicklungsstörungen, z.B. zu kleine Gebärmutter • Regelmäßige Fehlgeburten • Entzündungen und Verklebungen nach Operationen • Frühklimakterium / klimakterische Beschwerden • Sterilität, Infertilität
Erkrankungen der Haut	• Schuppenflechte (Psoriasis) • Neurodermitis • Akne, Talgdrüsenüberfunktion (Seborrhoe) • Juckreiz (Urticaria)
Magen-, Darm-, Leber- und Gallenwegs-erkrankungen / Stoffwechselstörungen	• Reizmagen und andere Funktionsstörungen, chronische Gastritis und/oder Zwölffingerdarmgeschwüre • Reha und Nachbehandlung nach Magenoperationen • Funktionsstörungen der Bauchspeicheldrüse und der Gallenblase (auch nach Operation) • Dünndarmstörungen (Durchfälle, Verdauungsbeschwerden) • Dickdarmerkrankungen wie Reizdarm, chronische Verstopfung, Divertikulose, Morbus Crohn (in der Remissionsphase); Hämorrhoiden • Lebererkrankungen • Stoffwechselerkrankungen wie Adipositas, Fettstoffwechselstörungen, Diabetes, Gicht
Erkrankungen im Kindesalter	• Entwicklungsstörungen • Chronische Atemwegserkrankungen • Asthma • Funktionelle Kreislaufstörungen • Verzögerte Rekonvaleszenz • Vorbeugung

Erkrankungen der ableitenden Harnwege	• Rezidivierende (immer wiederkehrende) chronische Entzündungen der Niere und der ableitenden Harnwege (Nierenbeckenentzündung, Blasenentzündung, Prostataentzündung) • Störungen der Harnentleerung (Restharnbildung, Reizblase, Zystitis) • Unfreiwilliger Urinabgang (Inkontinenz) • Rezidivierende Nierensteinbildung • Reha und AHB (Anschlussheilbehandlung) nach urologischen Operationen
Erkrankungen der Atemwege	• Chronisch unspezifische Erkrankungen (Rhinitis, Sinusitis, Pharyngitis, Laryngitis) • Dysphonie (als Zusatzbehandlung neben der Logopädie) • Chronische Erkrankungen der unteren Luftwege (Bronchitis, Emphysem, allergisches und nicht-allergisches Asthma, Bronchiektasien) • Anschlussheilbehandlung und Rehabilitation
Herz-, Gefäß-, Kreislauf-erkrankungen	• Bluthochdruck (leichte Stadien) • Niedriger Blutdruck • Herzkrankheiten (KHK, HI - leichte Stadien) • Arterien- und Venenerkrankungen • Ausschaltung von Risikofaktoren (Blutfett-, Blutzucker-, Stoffwechsel-Störungen) • Rehabilitation und Sekundär-Prävention (Verhindern des nochmaligen Auftretens) • Nachbehandlung / Anschlussheilbehandlung

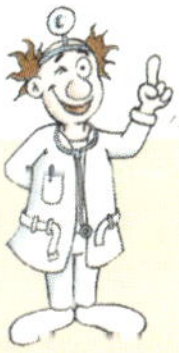

Das Moorbreibad im Rahmen einer Moorkur

Moorbreibäder können nur dort angewendet werden, wo auch ordnungsgemäßer Transport, Lagerung und Entsorgung des dickbreiigen Naturmaterials gewährleistet sind. Für die Anwendung zu Hause sind sie deshalb nicht geeignet. Moorbreibäder sind ein stark wirksames Stimulans für den gesamten Organismus und gehören deshalb in die Hände moorkundiger Ärzte und Therapeuten. **Ein Moorbreibad ist noch keine Kur!** Anregend können auch kürzere Kurdauern wirken, eine nachhaltige und immunstimulierende Gesundheitswirkung wurde erst bei mindestens 3-wöchigen Kuren mit dreimaliger Anwendung pro Woche festgestellt! Die Bäder werden vom Badearzt sorgfältig verordnet und überwacht.

Ein Moorbreibad stellt für den Organismus ein völlig ungewohntes Umgebungsmilieu dar. Durch den Auftrieb des Bademoores entsteht ein Zustand der Schwerelosigkeit, der den Bewegungsapparat entlastet und den Spannungszustand der Muskulatur verringert. Dadurch wird die Bewegungsfähigkeit des Patienten gefördert. Der hydrostatische Druck verlagert das Blut aus den venösen Randgebieten in den Oberkörper (700 ml in wenigen Sekunden). Die Herztätigkeit wird angeregt, weshalb diese Anwendung für Patienten mit Herzinsuffizienz (Herzschwäche) ungeeignet ist. Die Abkühldauer des Moorbreibades ist um das 15-fache geringer als die von Wasser! Dem Körperkern wird die 7-fache Wärmemenge gegenüber einem Wasserbad von gleicher Ausgangstemperatur auf angenehme Weise zugeführt.

In Moorheilbädern wird das Moor meist frisch gestochen und kommt vom Moorstich direkt in die Wanne.

Frau Dr. med. Petra Wenzel im Gespräch mit Frau Dr. Irmtraud Christoph*, Fachärztin für Allgemeinmedizin, Physikalische und Rehabilitative Medizin und Naturheilverfahren. Frau Dr. Christoph ist seit über 20 Jahren als Badeärztin tätig und leitet seit 10 Jahren die Moorlandklinik in Bad Senkelteich/Vlotho*.

Bei welchen Indikationen setzen Sie Mooranwendungen ein?

Dr. Christoph: In unserer Klinik werden schwerpunktmäßig Patienten mit Erkrankungen aus dem Bereich der Orthopädie behandelt. Dies sind überwiegend Menschen mit einem Verschleiß der Wirbelsäule, der Bandscheiben und der Gelenke, sowie Patienten, die einen Ersatz ihrer Hüft- und/oder Kniegelenke hinter sich haben. Wir beobachteten, dass neben einer Besserung der Hauptbeschwerden gleichzeitig Hauterkrankungen, vor allem Neurodermitis, Psoriasis und schwere Akne, deutlich gebessert wurden. Bei Psoriasis haben sich Schwefelzusätze zu den Mooranwendungen bewährt. Sofern hier auch der Kopf befallen war, haben wir die entsprechenden Stellen mit sehr gutem Erfolg ebenfalls in die Moorbehandlung mit einbezogen. Das Besondere am Senkelteicher Moor ist, dass wir unser Moor mit der hauseigenen Schwefelheilquelle versetzen und somit eine doppelt günstige Wirkung bei Erkrankungen des Bewegungsapparates und der Haut bewirken können.

Genügt Ihrer Erfahrung nach eine Moorkur zur Ausheilung von Erkrankungen?

Dr. Christoph: In vielen Fällen ist im Rahmen einer Kur, sofern sie sich über einen ausreichenden Zeitraum erstreckt, eine deutliche Linderung der Beschwerden feststellbar. Viele Erkrankungen entwickeln sich über einen langen Zeitraum, und sie können nicht in jedem Falle im Rahmen der vergleichsweise kurzen Kur ausgeheilt werden. Wir empfehlen unseren Patienten, deren Beschwerden positiv auf die Mooranwendungen angesprochen haben, zu Hause beispielsweise Anwendungen mit Moorschwebstoffbädern oder Moortrinkkur fortzusetzen.

Was ist Ihrer Erfahrung nach die wirksamste Anwendung von Moor?

Dr. Christoph: Nach wie vor ist die wirksamste Anwendung das Moorbreibad. Hier entfalten sich alle Aspekte der Moorbehandlung - die Temperatur, der Auftrieb und die vielfältigen biochemischen Wirkungen. Dies im Rahmen einer Kur, die umfassend ansetzt und den Menschen in seiner körperlichen und seelischen Gesamtheit erfasst, ist mit anderen Maßnahmen nicht zu ersetzen.

Welchen Stellenwert haben Moorkuren Ihrer Meinung nach in der heutigen Medizin?

Dr. Christoph: Die Zukunft von Mooranwendungen sehe ich vor dem Hintergrund der vielen Erfahrungen, die ich mit meinen Patienten damit sammeln konnte, sehr positiv. Unkenrufen zum Trotz, die den Untergang des Kurwesens proklamieren, glaube ich, dass gerade in einer Zeit des Kostensparens immer mehr Menschen erkennen, dass Mooranwendungen heilen und helfen, die Anwendung chemisch-synthetischer Arzneimittel mit ihren Nebenwirkungen zu vermindern oder zu vermeiden. Dies bedeutet eine erhebliche Kosteneinsparung durch eine einfache, gut verträgliche und vergleichsweise preiswerte Behandlung der Patienten. Natürlich sind Mooranwendungen im Rahmen einer Kur nicht für sich alleinstehend, sondern immer eingebettet in einen individuellen Behandlungsplan für jeden Patienten. Ich wünsche mir für die Zukunft eine weitere Verbreitung des Wissens um den Stellenwert der Mooranwendungen bei den praktizierenden Kollegen. Dieses Buch trägt dazu bei, Anwendern und Therapeuten dieses Wissen nahezubringen.

* Adressen unserer Interviewpartner und der Kliniken finden Sie im Kapitel 4 - Service - Adressen, Links, Quellen

Mooranwendungen für zu Hause

Auch wenn dickbreiige Moorbäder dem Einsatz in dafür geeigneten Einrichtungen und Kliniken vorbehalten sind, so können viele Beschwerden des Alltags problemlos auch zu Hause mit alternativen Mooranwendungen behandelt werden. In der Vor- und Nachsorge vieler Erkrankungen können Sie sich mit der Apotheke aus dem Moor selbst helfen. Bei schwer wiegenden Erkrankungen oder wenn Sie nicht sicher sind, ob die vorgeschlagenen Mooranwendungen für Sie geeignet sind, sollten Sie in jedem Fall Rücksprache mit Ihrem Arzt oder Moortherapeuten halten. **Ohne eine richtige Diagnose Ihres Arztes oder Therapeuten kann auch Moor nicht optimal wirken.** Welche Form der Behandlung für Sie geeignet ist, muss ebenfalls Ihr Arzt oder Moortherapeut entscheiden.

Wann sind Anwendungen mit Moor erlaubt?

Grundsätzlich darf jeder Mensch Mooranwendungen in Form von Trinkkuren, Bädern, Wickeln, Packungen und Auflagen (auch in Kombination) selbst und zu Hause durchführen. Einschränkungen insbesondere für kreislaufwirksame Bäder oder Heißanwendungen – ob moorhaltig oder nicht – bestehen beispielsweise dann, wenn Sie unter Kopfschmerzen, Herzschmerzen oder starker Müdigkeit leiden. Während der Menstruation sollten keine Bade- und Wärmeanwendungen der unteren Körperhälfte durchgeführt werden. Behandlungen des Oberkörpers sind in dieser Zeit erlaubt. Bei bösartigen Tumoren sollte Moor nicht angewendet werden. Im Rahmen dieses Buches wird bei den einzelnen Anwendungen genau erklärt, wann Sie sie sicher durchführen können. Im Zweifelsfall sollten Sie Ihren Arzt fragen, ob gesundheitliche Gründe gegen die empfohlenen Anwendungen sprechen.

Welche Temperatur ist richtig?

In der medizinisch betreuten Kur und Moortherapie beginnt man mit den unteren Werten der empfohlenen Temperatur. Dieses Vorgehen empfiehlt sich auch für Mooranwendungen zu Hause. Während einige Menschen Temperaturen warmer Bäder von 35° bis 36° C als angenehm empfinden, bevorzugen „abgebrühte" Naturen Temperaturen von 39° bis 40° C. Finden Sie die für Sie angenehmste Temperatur selbst heraus – hilfreich ist in jedem Fall ein Badethermometer!

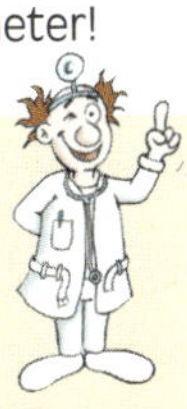

Gut zu wissen - Über Verträglichkeit und Kontraindikationen

In der wissenschaftlichen Literatur sowie im Bäderkalender werden zu Mooranwendungen auch Gegenanzeigen (Kontraindikationen) genannt. Diese beziehen sich in der Regel auf die Anwendung von Moorbreibädern im Rahmen einer Kur! Moderne, schonendere Mooranwendungen (Teilbäder, Wickel, lokale Auflagen und Kompressen, auch als Kaltanwendung, Trinkkur), die häufig eine vertretbare Alternative sind, werden hier nicht berücksichtigt. Am Beispiel der Endometriose wird deutlich, dass auch die Moorwissenschaft sich weiterentwickelt. Gilt diese Erkrankung hierzulande „eigentlich" als Kontraindikation für Mooranwendungen, liegen aus östlichen Ländern neue positive Forschungsergebnisse zu Mooranwendungen bei Endometriose vor. Ähnliche Entwicklungen zeichnen sich bei anderen Erkrankungen, wie etwa in der Krebstherapie, ab.

Klären Sie im Zweifelsfalle mit Ihrem Arzt, welche Verfahren für Sie geeignet sind!

Empfehlungen:

Kaltes Bad	Leitungswassertemperatur
Einfaches Bad	34 bis 35° C
Warmes Bad	36 bis 38° C
Temperaturansteigendes Bad	bis zu 41° C

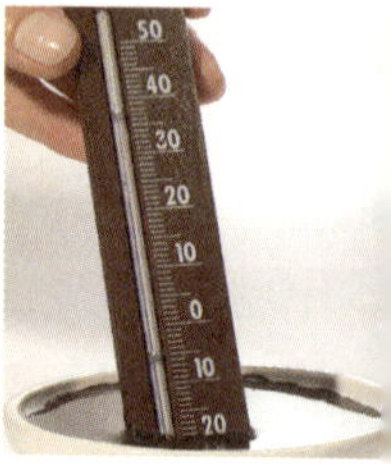

Nicht vergessen - Temperatur messen!

Welche Menge des Moorproduktes ist richtig?

Inzwischen ist bekannt, dass die positiven Wirkungen insbesondere bei Bädern nicht allein durch die jeweilige Temperatur, sondern auch und gerade aufgrund der Inhaltsstoffe entstehen. Damit hängt die Wirkung nicht von der Menge der verwendeten Moormasse ab. Das liegt unter anderem daran, dass jeweils nur eine bestimmte Menge von Wirkstoffen vom Organismus aufgenommen werden kann, bis eine Sättigung eintritt. Darüber hinaus können nur die Inhaltsstoffe des Moores wirken, die direkt mit der Haut in Berührung kommen. Dies trifft nur für einen Bruchteil des Gesamtmoorzusatzes zu.

Das Arzneimittelgesetz verlangt vom Moor-Hersteller genaue Angaben und wissenschaftlich überprüfte Aussagen über die richtige Dosierung und Anwendung seines Produktes. Diese Angaben können für das jeweilige Produkt als gesichert angesehen werden und gewährleisten die auf diesem Produkt angegebenen Wirkungsweisen bei richtiger Anwendung. Mengenangaben und Anwendungsformen bei Moorprodukten, die als Kosmetika, Nahrungsergänzungen oder natürliche Heilmittel auf dem Markt frei erhältlich sind, beruhen in der Regel auf langjährigen Erfahrungswerten des Moor-Herstellers, oder sind durch jahrzehntelange, eigene Untersuchungen und praktische Anwendererfahrungen bestätigt.

Wie lange soll man Moor anwenden?

Moor ist kein Einmal-Therapeutikum. Egal ob Sie eine Badekur oder eine Trinkkur machen möchten – es empfiehlt sich eine kurmäßige Anwendung über mindestens 3 Wochen. Die jeweilige Anwendungsdauer hängt auch davon ab, ob Sie Moor zur Vorsorge, wie zum Beispiel für eine immunstabilisierende Frühjahrskur, zur Nachsorge, nach einer schweren Operation, oder zur Linderung und Heilung schwerer, chronischer und langandauernder Erkrankungen einsetzen.

Krank werden braucht seine Zeit, gesund werden eben auch.
Haben Sie also Geduld und bleiben Sie konsequent in der Anwendung!
Unterstützen Sie Ihre Moor-Kur zu Hause mit gesunder Ernährung und viel Bewegung an der frischen Luft.

Einzige Ausnahmen einer längerfristigen kurmäßigen Anwendung sind Beschwerdebilder, die zunächst nur kurzfristig behandelt werden. Hierzu zählen Erkältungskrankheiten, Kopfschmerzen ebenso wie akute Verletzungen (Prellung, Verrenkung, Verspannung, Verstauchung, Ischialgie).

Übersicht über die wichtigsten Mooranwendungen

Bäder

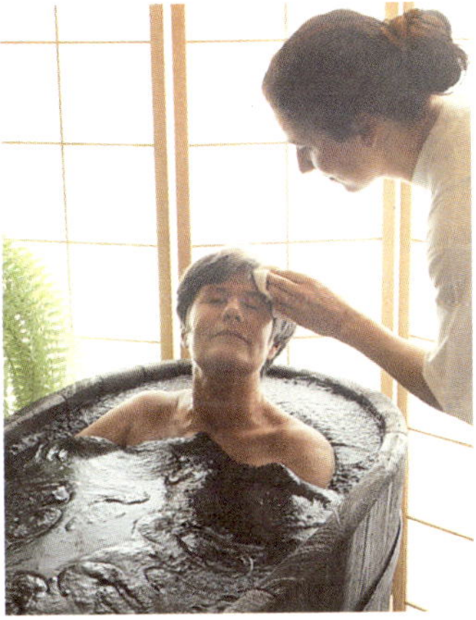

Die Anwendung von Moorbädern hat insbesondere in der rehabilitativen Medizin eine lange Tradition. Moorbäder sind eine konzentrierte Kraftreserve der Natur für die Gesundheit des Menschen. Angeboten werden sie in Form von **Moorbreibädern** oder **Moorschwebstoffbädern**, welche als Teil- und Ganzkörper-vollbäder verabreicht werden.
Ob zur Heilung, zur Gesunderhaltung oder unterstützend im Rahmen komplexer Heilungsprozesse – ihre gesundheitliche Wirkung hängt von der richtigen Dauer und Anwendung ab.
Neben ihrer gesundheitlichen Funktion sind Moorbäder für Haut, Psyche und den gesamten Organismus ein echter Genuss. Eine Badekur zu Hause umfasst, wie in Kurorten, ca. 15-20 Bäder! Moorzubereitungen zum Baden daheim gibt es im Handel in Form von Schwebstoffbädern.

Vollbäder bewirken zunächst eine Überwärmung des gesamten Organismus. Wer dies aus Kreislaufgründen nicht verträgt, sollte auf ein Vollbad verzichten. Mit Halbbädern sowie Arm- und Fußbädern und in der Temperatur variierenden Anwendungen steht nahezu jedem Patienten ein geeignetes alternatives Badeverfahren zur Verfügung.

Das sollten Sie vor einem Moorbad beachten:

- Im Sommer nicht in der Mittagshitze baden
- Keine körperlichen Anstrengungen oder großen Mahlzeiten vor einem Bad
- Nicht unmittelbar vor dem Einschlafen baden
- Vor dem Bad den Darm entleeren
- Bedecken Sie Ihren Kopf nicht mit einem Handtuch. Der Kopf ist bei Moorbädern ein wichtiger Hitzeregler und macht das Moorbad für den Organismus erträglicher.
- Steigern Sie die Badedauer und Wassertemperatur individuell und schrittweise, besonders, wenn Sie einen schwachen Kreislauf haben.
- Die empfohlene Temperatur liegt zwischen 37° und 39° C, bei Schwebstoffbädern. Die Temperatur kann durch Zulauf von heißem Wasser konstant gehalten werden.
- Kein Moorbad soll länger als 30 Minuten dauern. Der Haut wird sonst zu viel Fett entzogen.
- Waschen Sie sich nach einer Mooranwendung nur mit reinem Wasser, ohne jegliche Zusätze, ab. Die restlichen verbleibenden feinen Moorpartikel können so über die Haut auch nach der Anwendung wirken.
- Moor kann auf der Kleidung schwer zu entfernende Flecken hinterlassen! Machen Sie ein altes, ausgedientes Bett- oder Handtuch zu Ihrem Moor-Tuch.
- Mindestens eine halbe Stunde nach dem Bad ausruhen, damit sich der Organismus regenerieren kann.

Moorschwebstoffbad

Für ein wirksames, wohltuendes Bad zu Hause empfiehlt sich ein Moorschwebstoffbad. Als Moorschwebstoff wird eine besondere, schwach konzentrierte Zubereitung des Moores bezeichnet. Kleinste Teilchen des Moores befinden sich in einer natürlichen, dünnflüssigen Moorschwebeflüssigkeit. Sie ist schwarz und tuscheähnlich. Moorbäder haben immer einen leicht moortypischen, erdigen Geruch. Das muss so sein und ist ein wichtiges Zeichen einer guten Moorqualität.

Im Moorschwebstoff sind die biochemisch aktiven Inhaltsstoffe in ausreichender Menge verfügbar. Es genügt die Zugabe einer relativ geringen Menge zum Badewasser, um ein wirksames und natürliches Moorbad zu erhalten. Damit sind Moorschwebstoffbäder einfach und mit nur geringer Wannenverschmutzung auch zu Hause durchführbar.

Hinweis: Wenn Sie mit einer regelmäßigen Badekur beginnen, kann es nach der dritten oder vierten Anwendung zu einer vorübergehenden Verschlechterung Ihres Gesundheitszustandes (Erstverschlimmerung/Badereaktion) kommen. Diese sollte nach 3 bis 6 Anwendungen abgeklungen sein, und Ihr Zustand sollte sich bessern.

Vollbad	Für ein Vollbad verwenden Sie ca. 250 ml Moorschwebstoffbad, sofern vom Hersteller nicht anders angegeben. Temperatur: 37-39° C Für eine Heimkur können Sie ein Moorschwebstoff-Vollbad jeden zweiten Tag über 30 Tage nehmen. Auch während einer Heimbadekur sollten Sie auf besondere Anstrengungen verzichten und Ihre Badekur durch ergänzende Gesundheitsmaßnahmen, wie viel Bewegung an der frischen Luft, ausreichend Schlaf und gesunde, leichte Ernährung, unterstützen.	**Indikationen** • Krämpfe und Schmerzen • Entgiftung durch Schweißbildung mit Entschlackung • Atemstörungen • Bindegewebserkrankungen Spannung des Gewebes nimmt zu • Störungen der Hormonproduktion • Hauterkrankungen **Gegenanzeigen** Blutungen, Beinvenenleiden Herz- und Kreislauferkrankungen, akut entzündliche Prozesse
Ansteigendes Moor-Halbbad	Temperaturstabile Halbbäder sind weniger anstrengend für den Organismus als Vollbäder, da das Wasser nur bis in Hüfthöhe reicht. Kreislaufschwache Personen sollten daher eher ein Halb- als ein Vollbad wählen! Ein ansteigendes Halbbad hingegen ist für den Kreislauf anspruchsvoller als ein temperaturstabiles Halbbad. **(1)** Sie füllen eine Wanne etwa handbreit mit warmem (36°C) Wasser und geben ca. 100 ml Moorschwebstoffbad hinzu, sofern vom Hersteller nicht anders angegeben. **(2)** Nachdem Sie Platz genommen haben, lassen Sie langsam heißes Wasser hinzulaufen, bis das Wasser Bauchnabelhöhe erreicht und eine Temperatur von ca. 40°C aufweist.	**Indikationen** • Schmerzen und Krämpfe im unteren Bauchraum • Linderung der Beschwerden bei Erkältungen • Schmerzlinderung bei Nervenentzündungen und Muskelverspannungen

Ansteigendes Moor-Halbbad	**(3)** Die Badedauer beträgt 15 bis 30 Minuten. Wenn Ihr Kreislauf es verträgt, beenden Sie das Halbbad mit einem kalten Guss. **(4)** Nach dem Bad sollten Sie sich warm einpacken und mindestens 30 Minuten ausruhen. Durchführen können Sie ein Halbbad etwa drei mal wöchentlich.	**Gegenanzeigen** Blutungen (z.B. Regelblutung) Bösartige Tumore Herz-Kreislauferkrankungen Beinvenenleiden

Armbäder

Teilbäder sind wegen ihrer großen Flexibilität hinsichtlich Größe und Temperatur ein wichtiger Bestandteil der hydrotherapeutischen Anwendungen. Armbäder sind für jedermann und praktisch überall machbar.
Gegenanzeigen: Venenleiden, Lymphabflussstörungen, Lähmungen, ausgeprägte Herz-Kreislauferkrankungen

Ansteigende Moor-Armbäder	**(1)** Füllen Sie Ihr Waschbecken oder eine Wanne Ihrer Wahl mit Wasser mit einer Ausgangstemperatur von ca. 33° C und geben Sie ca. 50 ml Moorschwebstoffbad hinzu, sofern vom Hersteller nicht anders angegeben. Sie sollten bequem vor dem Becken/der Wanne sitzen oder stehen können. **(2)** Die Arme werden bis zu den Ellenbogen in das Gefäß gelegt, sie sollten gut mit Wasser bedeckt sein. Nun können Sie langsam heißeres Wasser bis zu einer Temperatur von ca. 41° C zulaufen lassen. Das Bad sollte 15 bis 20 Minuten lang durchgeführt werden. **(3)** Anschließend lassen Sie kaltes Wasser über die Arme laufen.	**Indikationen** • Bei arteriellen Durchblutungsstörungen zum Gefäßtraining • Förderung der Herztätigkeit/Kreislaufstärkung • Atemwegserkrankungen • Anfälle von Brustenge • Hauterkrankungen
Moor-Wechselarmbad	**(1)** Füllen Sie ein Gefäß Ihrer Wahl mit Wasser mit einer Ausgangstemperatur von ca. 36 bis 38° C und ein zweites Gefäß mit kaltem Wasser. Geben Sie jeweils ca. 50 ml Moorschwebstoffbad hinzu. Sie sollten bequem vor den Gefäßen sitzen oder stehen können. **(2)** Die Arme werden bis zu den Ellenbogen zuerst in das Gefäß mit dem warmen Wasser gelegt. Sie sollten gut mit Wasser bedeckt sein. Die Warmanwendung dauert ca. 5 bis 8 Minuten. **(3)** Dann wechseln Sie zur Kaltanwendung, welche 10 Sekunden dauert. Wiederholen Sie diese Prozedur ca. 2-3mal und beenden Sie mit der kalten Anwendung.	**Indikationen** • Durchblutungsstörungen von Händen und Armen • Zum Gefäßtraining • Niedriger Blutdruck • Kopfschmerzen • Kreislaufstörungen • Erschöpfung

Fußbäder

Fußbäder sind wahre Tausendsassas unter den Hausmitteln. Sie regen die Durchblutung des Organismus an und harmonisieren den Kreislauf. Besonders geschätzt wird auch die entspannende Wirkung der unterschiedlichen Fußbäder. Bei beginnenden Erkältungen und Blasenentzündungen beeinflussen sie, frühzeitig angewendet, den weiteren Krankheitsverlauf positiv. Fußbäder mit Moor werden heute häufig auch in der medizinischen und kosmetischen Fußpflege angewendet, zur unterstützenden Pflege bei Haut- und Nagelpilzerkrankungen oder starker Hornhaut- und Schwielenbildung.

Gegenanzeigen: Venenleiden, Lymphabflussstörungen, Lähmungen, ausgeprägte Herz-Kreislaufprobleme

Warmes Moor-Fußbad	**(1)** Füllen Sie Ihre Fußbadewanne oder das Duschbecken mit ca. 36 bis 38° C warmen Wasser und geben Sie ca. 100 ml Moorschwebstoffbad hinzu, sofern vom Hersteller nicht anders angegeben. Sie sollten bequem vor dem Becken sitzen können. **(2)** Stellen Sie Ihre Füße hinein. Das Wasser sollte die Knöchel gut überdecken, aber nicht höher als bis zur Wadenmitte reichen. Das Bad sollte 10 bis 15 Minuten lang durchgeführt werden. **(3)** Anschließend die Füße kurz kalt abspülen, gut trocknen und warm einpacken. Als Vorsorge haben sich warme Moorfußbäder auch bei beginnenden Erkältungen und Blasenentzündungen bestens bewährt.	**Indikationen** • Durchblutungsförderung der Füße und Beine • Durchblutungsförderung der Unterleibsorgane, z.B. bei Blasenentzündung • Menstruations-beschwerden • Schlaffördernd • Entspannend • Haut- und Nagelpilz • Fersensporn
Ansteigendes Moor-Fußbad	**(1)** Füllen Sie Ihre Fußbadewanne oder das Duschbecken mit Wasser mit einer Ausgangstemperatur von ca. 35° C und geben Sie ca. 100 ml Moorschwebstoffbad hinzu, sofern vom Hersteller nicht anders angegeben. Sie sollten bequem vor dem Becken sitzen können. **(2)** Stellen Sie Ihre Füße hinein. Das Wasser sollte die Knöchel gut überdecken, aber nicht höher als bis zur Wadenmitte reichen. Nun können Sie langsam heißeres Wasser bis zu einer Temperatur von ca. 41° C zulaufen lassen. Das Bad sollte 10 bis 15 Minuten lang durchgeführt werden. **(3)** Anschließend die Füße kurz kalt abspülen, gut trocknen und warm einpacken.	**Indikationen** • Ganzkörpererwärmung • Durchblutungsförderung der Nasen- und Rachenschleimhaut bei Erkältung • Zur Entspannung
Wechselfußbad	**(1)** Füllen Sie ein Gefäß mit gut warmem (ca. 38°C) und ein zweites Gefäß mit kaltem (ca. 18°C) Wasser und geben Sie jeweils ca. 100 ml Moorschwebstoffbad hinzu, sofern vom Hersteller nicht anders angegeben. Sie sollten bequem davor sitzen können. Das Wasser sollte die Knöchel gut überdecken, aber nicht höher als bis zur Wadenmitte reichen. **(2)** Stellen Sie Ihre Füße zunächst für fünf Minuten in das warme Wasser. Dann wechseln Sie für ca 30 Sekunden in das kalte Wasser. Diesen Vorgang wiederholen Sie noch 2mal. **(3)** Anschließend die Füße kurz kalt abspülen, gut trocknen und warm einpacken.	**Indikationen** • Kreislaufstörungen • Chronische Erkältungen • Kopfschmerzen • Einschlafstörungen • Durchblutungsstörungen (kalte Füße)

Moorkontaktpackungen

Diese Art von Anwendungen ist bei lokalen Beschwerdebildern angebracht, und bei allen Situationen, in denen kein Moorbad verabreicht werden kann oder soll. Moorpackungen gibt es in Form von naturreinen Moorpasten zum Auftragen oder als Einmal-Wegwerf-Packung aus umweltfreundlichem PE-Material mit einer moordurchlässigen Vliesseite sowie als mehrfach verwendbare Kontaktpackung.

Packungen können, je nach Indikation, kalt oder warm angebracht werden. Moorpackungen mit einer Temperatur von 48° C werden noch als angenehm warm empfunden. Aber auch kalte Moorpackungen mit einer Temperatur von +4 bis +10° C entfalten bei akut entzündlichen Gelenkprozessen oder Verletzungen eine sehr gute Wirkung.

Gegenanzeigen:
Warmpackungen: akute Entzündungen, schwere Herz-Kreislauferkrankungen
Kaltpackungen: Kälteüberempfindlichkeit, Sensibilitätsstörungen (Nervenschäden), Nieren- und Blasenentzündungen, Durchblutungsstörungen, Gefäßkrämpfe, schwere Herz-Kreislauferkrankungen
Mehrfach verwendbare Packungen sollten nicht bei offenen Hauterkrankungen und Hauterkrankungen durch Bakterien, Viren oder Pilze verwendet werden!

Wie kann man Moor erwärmen?
Moorpasten, Moorpackungen möglichst nicht in der Mikrowelle erwärmen, auch wenn das einige Hersteller empfehlen. Wann immer möglich, sollte man auf andere Erwärmungsmethoden ausweichen, wie das Wasserbad oder den Backofen. Für den Fachanwender gibt es eigene Moorwärmeöfen, die eine Grad genaue Erwärmung des Moores zulassen. Für die Anwendung zu Hause empfiehlt sich immer eine doppelte Temperatur-Absicherung: 1. der Handballentest, der vielen Eltern noch aus der Babyflaschenzeit vertraut ist, und 2. unbedingt die Verwendung eines einfachen Thermometers (Siehe auch Kap. 2.4, S. 29: Wann warm, wann kalt anwenden?).

Einmal- Moorkontaktpackungen mit Vlies lassen sich, in ein Tuch oder in Alu-Folie gerollt, gut im Backofen erwärmen, oder mittels eines anderen Wärmeträgers (Hot-Packs, Wärmeflaschen) auflegen.

Moorpaste zum lokalen Auftragen kann ganz einfach in einem Schälchen im Wasserbad erwärmt werden. Zum Abkühlen der Moorpaste für kalte Packungen die notwendige Menge im Kühlschrank verschlossen kühlen.

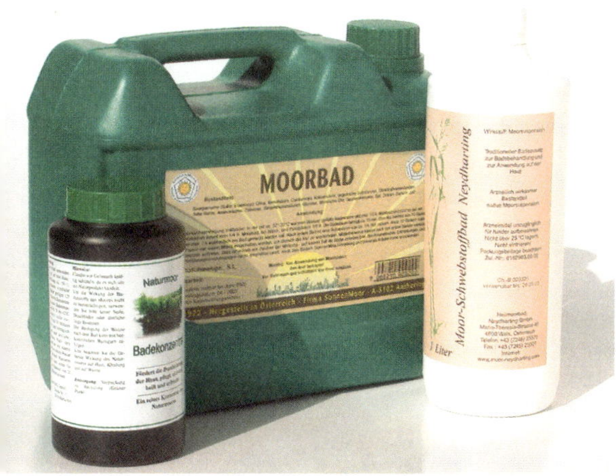

Moorbrei-packung	**Warmanwendung** Der Moorbrei wird im Backofen oder Wasserbad auf 45° C erhitzt und auf die betroffenen Körperstellen bis max. 3 cm dick aufgetragen. Diese Form verschafft die meiste Linderung, wenn Steifigkeit, muskelkaterähnliche Beschwerden und ein chronischer, dumpfer Schmerz im Vordergrund stehen. Ideal sind Moorbreipackungen auch bei ersten Anzeichen von Verspannungen, zur Entspannung der Muskulatur als Vorbereitung auf Massagen und Folgebehandlungen durch den Therapeuten. Hier reicht in der Regel eine ca. 5 mm dicke Moorschicht, die man bei entzündlichen Prozessen auch mit Apfelessig vermischt auftragen kann. Sie sollte ca. 20-30 Minuten wirken.	**Indikationen** • Chronische Arthritis • Morbus Bechterew • Weichteilrheuma (Lumbago, Ischialgie) • Tennisellenbogen (Epicondylitis) • Schultergelenksentzündung • MS • Lähmung, Spastik, Kontrakturen
	Kaltanwendung Erfahrungsgemäß sind bei einer Moor-Kältetherapie Temperaturen von 0° Celsius und eine Anwendungsdauer von 20 Minuten ausreichend für einen deutlichen und als lindernd empfundenen Wärmeentzug. Kälteschäden sind bei diesen Temperaturen bei Moorpackungen nicht zu erwarten. Die Wirkung hält etwa drei Stunden an. Eine Anwendung kann mehrmals täglich durchgeführt werden. Im Rahmen einer ärztlich verordneten Behandlung wird die Kältetherapie mit Bewegung (Gymnastik), Reizstromtherapie und Massagen kombiniert.	**Indikationen** • Lokale Entzündung • Fiebersenkung • Beschwerden nach Unfällen und Verletzungen durch Bluterguss, Ödem und Schmerzen (auch Zerrungen, Prellungen) • Reizzustände an Muskeln, Bändern und Sehnen • Regionale Hauterkrankungen wie Akne, Ekzemen
Moor-Einmal-Kontakt-packung	In der Physiotherapie, aber auch zur einfachen, lokalen Wärmetherapie zu Hause gibt es fertige Moor-Kontaktpackungen mit durchlässigem Vlies. Das aus den feinen Poren des Vlies austretende Moor kommt direkt mit der Haut in Kontakt. Diese Packungen eignen sich in erster Linie für großflächigere Anwendungen im Rücken-, Schulter- und Bauchbereich. Nach einmaligem Gebrauch wird die Packung entsorgt. Nach der Anwendung reicht ein kurzes Abwischen der behandelten Fläche mit einem nassen Tuch. Getestet haben wir auch mehrfach verwendbare Moorkontaktpackungen. Die 30 x 40 cm großen Moorkontaktpackungen eignen sich ebenfalls sehr gut für Anwendungen im großflächigeren Rücken-, Schulter- und Bauchbereich. Im Backofen auf bis maximal 45° C erwärmt, bei einer Anwendungsdauer von ca. 15-20 Minuten, können diese Packungen ca. 4- bis 6-mal wieder verwendet werden.	**Indikationen** • Neuralgien, Ischialgie (Hexenschuss) • Periphere Durchblutungsstörungen • Unfallfolgen • Katarrhneigung • Chronische rheumatische Erkrankungen des Bewegungsapparates • Degenerative Gelenkerkrankungen • Bandscheibenschäden

ɅAoorkneten/ ɅAoortreten

Die menschliche Hand und der menschliche Fuß sind komplizierte Gelenksysteme, die einer speziellen Thermotherapie bedürfen. Die Naturmoor-Hand- und Fußpackung bietet dem Patienten einerseits eine intensive Überwärmung und andererseits die Möglichkeit gezielter Bewegungsübungen im heißen oder kalten dickpastösen Moor. Diese Packung wird heute in Moorheilbädern, meist ergänzend im Rahmen einer Moorbadetherapie, oder als fertige Paste für Bewegungsübungen zu Hause angewandt.

Für die Anwendung gibt es fertige Hand- und Fußpackungen. In einem Wasserbad werden sie auf Temperatur gebracht oder im Kühlschrank auf +3° C gekühlt und dem Patienten angelegt. Durch Kneten oder Treten im Moorbrei werden die Funktionen von Finger- und Fußgelenken trainiert.

Handknetmoor wird auch in Form von Moorpasten für die Anwendung zu Hause angeboten. Für kaltes Moor bewahrt man das Moor im Kühlschrank bei 4-10° C auf. Durch die aktive Bewegung werden Gelenke mobilisiert, gleichzeitig werden Schmerzen, Schwellung und Entzündung durch die Kälte gelindert.
Kosmetischer Nebeneffekt dieser einfachen, angenehmen Moortherapie - die Haut an den Händen wird samtig weich und glatt.

Indikationen

- Arthrose
- Rheuma
- nach Operationen

s Kinder durften wir mit bloßen Füßen genüsslich ɹrch Matsch patschen. Dass dieses wohlige Urgefühl ɜr Erdverbundenheit auch Erwachsenen Vergnügen ɜreitet, zeigt dieses Bild aus Bad Senkelteich.

ɜute bieten einige Kurorte, wie zum Beispiel das ineral- und Moorheilbad Meinberg im Teutoburger ʼald oder die Barfußparks von Bad Bayersoien, Bad ɔhlgrub, Bad Senkelteich und Bad Doberan das ɲnnlich-gesunde Erlebnis des Moortretens in ɿterschiedlichen Formen an.

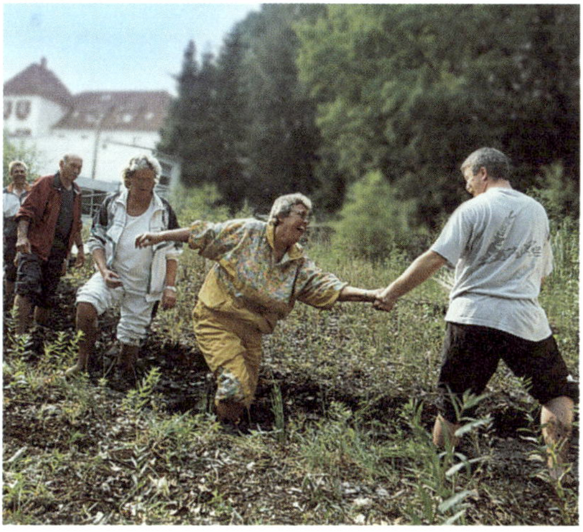

Wickel - one in three

Bereits in der Kindheit haben die meisten Menschen Bekanntschaft mit Wickeln gemacht. Das Geheimnis für ihre Wirksamkeit ist der dreischichtige Aufbau: innen direkt am Körper ist ein feuchtes Tuch, darüber wird ein trockenes Baumwoll- oder Leinentuch gelegt, und den Abschluss bildet eine wärmespendende (Woll-) Decke bzw. ein Handtuch. Mit Wickeln kann Entzündungswärme abgeleitet oder wohltuende Kühlung verabreicht werden.

Prinzipiell können Wickel kalt **(+4° bis +10° C)** oder warm **(35 bis 42° C)** angewendet werden, je nachdem was man erreichen möchte. Meistens werden sie kalt angewendet. Achten Sie bitte darauf, dass auch die kalten Wickel nach ca. 10 bis 15 Minuten vom Patienten als warm empfunden werden müssen. Andernfalls muss – etwa durch eine Wärmflasche oder durch warme Getränke – Wärme zugeführt werden.

Gegenanzeigen:
Warme Wickel nicht bei Fieber, kalte Wickel nicht bei Unterkühlung. Bei Magengeschwüren und Magenblutungen keine Leibwickel anwenden.

Mit Moorpaste, Moorschwebstoffbad oder mit Moor-Einmal-Vlies Kontaktpackungen, siehe Abb., kann man Brust- oder Bauchwickel machen.

Moor-Brustwickel

(1) Tragen Sie den temperierten Moorbrei auf das innere Tuch auf. Sie können es auch einfach mit einer Moorschwebstofflösung tränken.

(2) Wickeln Sie das Tuch straff und ohne Falten um den Kranken. Das Tuch muss so groß sein, dass der Kranke zwischen Achselhöhle und Rippenbogen vollständig umhüllt werden kann. Das gilt natürlich auch für die übrigen Schichten, die ebenfalls faltenfrei aufgebracht werden.

(3) Ein kalter Brustwickel verbleibt so lange, wie der Patient sich warm fühlt (ca. 60 Minuten). Ein warmer Brustwickel so lange, wie er als warm empfunden wird (ca. 30 Minuten).

Indikationen
- Erkältung
- Bronchitis
- Asthma
- Rippenfellentzündung
- Lungenentzündung
- Regionale Hauterkrankungen (vor allem unreine Haut, Pilzerkrankungen). Bei größerflächigen Hauterkrankungen ist ein Bad sinnvoller!

oor-Halswickel	Die Anwendung erfolgt warm oder kalt. Die Durchführung entspricht derjenigen des Brustwickels, abgesehen von einer Anpassung der Größe der Tücher und entsprechend der Moorbreimenge. Es wird entsprechend weniger Wasser und Moorschwebstoffbad benötigt. Halswickel können Sie mehrmals täglich im Abstand von ein bis zwei Stunden erneuern.	**Indikationen** • Halsschmerzen • Rachenentzündung
oor-adenwickel	Wadenwickel werden üblicherweise als kalte Wickel angewendet. Die Anwendung erfolgt (unter Berücksichtigung der Tuchgröße) analog wie beim Brustwickel beschrieben.	**Indikationen** • Fieber • Kopfschmerzen • Venenerkrankungen • Schlaflosigkeit • Bluthochdruck • Unruhe
oor-Leibwickel	Ein Leibwickel wirkt entkrampfend und entgiftend, da er die Durchblutung verbessert. Für einen Leibwickel wählen Sie Tücher, die den Patienten von der Achselhöhle bis zum Bauchnabel umhüllen. Die Anwendung erfolgt warm oder kalt. Die Durchführung entspricht derjenigen des Brustwickels. Es wird entsprechend mehr Moorbrei oder Moorschwebstofflösung benötigt.	**Indikationen** • Schmerzen durch entzündliche Erkrankungen im Bereich des Oberbauchs • Gallenbeschwerden • Durchfall • Darmentzündung • Verstopfung

Moor zum Trinken, Trinkmoore, Moor-Trinkkuren

uch bei der innerlichen Anwendung von Moorzubereitungen ergibt sich die Gesamtwirkung aus dem usammenspiel mehrerer Einzelwirkungen. Die dunkelbraun-pastöse, fast geschmacklose Flüssigkeit wird urmäßig über einen längeren Zeitraum angewendet und hat einen einzigartigen Mehrfach-Effekt. ie Wirkung einer Trinkkur bezieht nicht nur die unmittelbar mit dem Moor in Kontakt kommenden chleimhäute mit ein, sondern entfaltet sich auch über das reflektorische Zusammenspiel einzelner Organe. achen Sie eine Moortrinkkur für Ihren nervösen Magen, bekommen Sie zusätzlich eine extra Portion an mmun- und Stoffwechselstimulans, normalisieren gleichzeitig Ihren Säure-Basen-Haushalt, die Verdauung, lutdruck und Blutfettwerte.

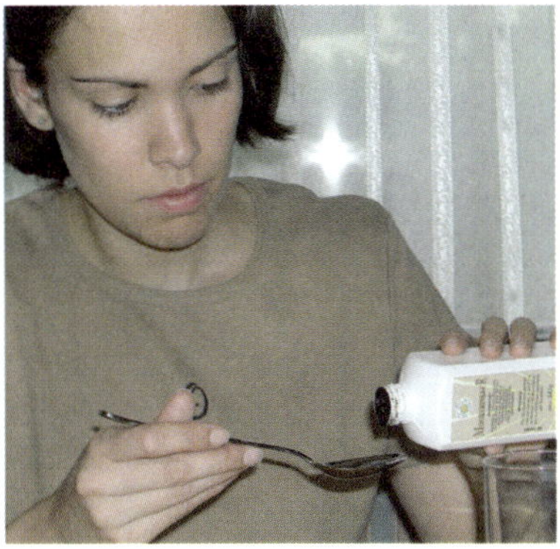

ie Trinkkur ist ausgezeichnet verträglich, selbst für Kinder, wo sie ei Hauterkrankungen, Schulstress oder Konzentrationsstörungen nd Immunschwäche angezeigt ist. Trinkmoor ist seit Jahrzehnten in vor allem in der Inneren Medizin und Naturheilkunde angesiedeltes Therapeutikum. Zu seiner Wirkung fanden Wissenschaftler us dem Wilhelminenhospital in Wien unter der Leitung von berarzt Hammerl heraus, dass

- die Menge krankmachender Keime im Darmtrakt reduziert wird,
- die Produktion von Salzsäure im Magen nachhaltig auf ein normales Niveau vermindert wird,
- die adstringierende, absorbierende und entzündungshemmende Wirkung der Huminsäuren Schmerzen und andere subjektive Beschwerden rasch mindern kann.

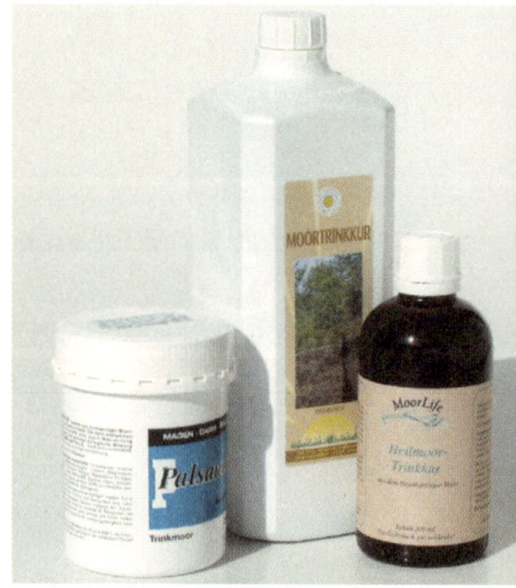

Einen Einfluss auf die Wirkung der Moortrinkkur haben unter anderem die Trinkmenge, die Temperatur und die Tageszeit der Einnahme.

Wenn vom Arzt oder Hersteller nicht anders empfohlen, sollte die Moortrinkkur dreimal täglich etwa eine halbe Stunde vor den Mahlzeiten eingenommen werden. Hierzu vermischt man einen Esslöffel der Lösung mit 125 ml (ca. 1/2 Glas) lauwarmem Wasser. Wer zu Verstopfung neigt, kann sie auch mit Buttermilch oder Wasser und Leinsamen kombiniert einnehmen.

Sie sollten **zusätzlich täglich nicht weniger als 2 Liter Wasser trinken,** besser ist es, noch mehr zu trinken. Optimal dafür eignen sich auch Heilwässer. Getränke wie Kaffee, Tee oder gar Alkohol dürfen nicht hinzugerechnet werden, da sie den Körper entwässern!

In jedem Fall sollte eine Moortrinkkur über das Abklingen der subjektiven Beschwerden hinaus fortgesetzt werden. Nur so haben geschädigte Gewebe Zeit, vollständig zu regenerieren und die gestörte Sekretion der Verdauungsdrüsen kann sich normalisieren. Der Fachmann bezeichnet das Einpendeln gestörter Vorgänge zurück in den Normalbereich als adaptive Normalisierung. Diese tritt frühestens nach einer Trinkkur von drei Wochen auf. Eine längere Anwendungsdauer verstärkt den Normalisierungseffekt.

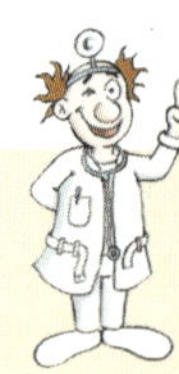

Sonderformen der Mooranwendung

Neben den hier erwähnten Moortherapien werden vor allem in der Naturheilkunde Mooreinläufe (Magen-Darm), Moorinhalation (Stirn-, Nasen-, und Nebenhöhlen) und Moorspülungen (Mund-Hals-Rachen-Zahnfleisch) langzeitlich angewandt. Es handelt sich hierbei meist um andere Therapien unterstützende Anwendungsformen. Hierzu kann Trinkmoor mit Wasser verdünnt verwendet werden.
Weitere Anwendungen sind das Moorbürsten und die Moormassage.

Mehr über besondere Anwendungsformen lesen Sie auch im Kapitel 3.8.

3.2 Das kleine Moor-ABC für die Mooranwendung zu Hause

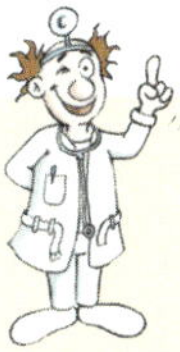

Lesen Sie hier, wie Sie Moor zu Hause anwenden können bei

- Erkältung, Grippe & Co.
- Erschöpfung
- Gallen- und Leberbeschwerden
- Gelenkschmerzen
- Hauterkrankungen
- Kopfschmerz und Migräne
- Menstruations- und Wechseljahrsbeschwerden
- Muskelverspannungen
- Mundgeruch, Mundgeschwüre und Zahnfleischerkrankungen
- Sodbrennen, Magenschleimhautentzündungen
- Verdauungsstörungen wie Bauchschmerzen, Blähungen, Durchfall

Alltagsbeschwerden und Befindlichkeitsstörungen, die nicht selten durch unseren ungesunden Lebensstil hervorgerufen sind, müssen nicht zwangsläufig ärztlich und/oder mit Medikamenten behandelt werden. Es ist einfach, vorzusorgen und für alle Fälle notwendige und hilfreiche Zutaten aus dem Bereich der Mooranwendungen griffbereit zu haben. Moor ist sicher kein Allheilmittel für jede Krankheit. Es hilft jedoch bei zahlreichen Beschwerden auf angenehme Weise, und erlaubt uns, alte Erfahrungen mit aktuellen wissenschaftlichen Erkenntnissen zu kombinieren. Deshalb sollte es in keiner Hausapotheke fehlen. Das Moor-ABC von Dr. med. Petra Wenzel gibt Ihnen einen Überblick, wie Sie gesundheitliche Störungen mit naturreinem Moor selbst zu Hause behandeln können.

Erkältung, Grippe & Co.

Husten, Schnupfen und Heiserkeit sind ein Dauerthema. Übel wen es erwischt. Wichtig ist es, zwischen einer leichten Erkältung und einer Grippe zu unterscheiden. In beiden Fällen sind körperfremde Krankheitserreger die Ursache, es handelt sich also um Infektionskrankheiten. Die Erreger werden durch Husten oder Niesen, gemeinsam benutztes Geschirr, über Türklinken oder Telefonhörer und entsprechende Flächen in öffentlichen Gebäuden übertragen.

Eine Erkältung wird oft auf eine Unterkühlung zurückgeführt, da der Körper dann anfälliger für die Ausbreitung von Viren ist. In unseren modernen Zeiten ist es oft die Klimaanlage im Auto oder im Büro, die eine Unterkühlung verursacht. Die Betroffenen klagen über Abgeschlagenheit, Fieber, Kopf- und Gliederschmerzen und Entzündungen der oberen Luftwege. Gelegentlich kommen auch Magen- und Darmstörungen dazu.

Bei der – sehr viel selteneren – Virusgrippe sind die Symptome deutlich ausgeprägter. Meistens werden größere Menschengruppen betroffen, sie greift dann wie eine Epidemie um sich. Gefährlich ist sie für kleine Kinder sowie für geschwächte oder ältere Personen.
In den ersten drei bis vier Tagen einer Infektionserkrankung hilft das Fieber dem Körper, die Infektion zu überwinden. Daher sollte Fieber in dieser Zeit nicht zu stark gesenkt werden! Achten Sie auf eine ausreichende Flüssigkeitszufuhr.

Was tun?

Nicht jede Unterkühlung führt zu einer Erkältung. Die Abwehrkräfte und der Allgemeinzustand entscheiden, ob die Viren sich nach einem Kontakt ausbreiten können. Bei gehäufter Infekt-anfälligkeit kann eine vorsorglich durchgeführte Moortrinkkur, 2x jährlich über je 4 Wochen im Frühjahr und Herbst, das Immunsystem tatkräftig unterstützen.

Um vorzubeugen, helfen:
- Saunabesuche, Wechselduschen, außerdem viel Bewegung im Freien

Bei den ersten Krankheitsanzeichen helfen:
- ansteigendes Fußbad
- heißes Vollbad oder Schwitzkur (wenn Ihr Kreislauf dies zulässt)

Bei Fieber:
- Ganzkörper- oder Teilwaschungen (wenn der Kreislauf stabil ist)
- kalte Wadenwickel, Brust- oder Leibwickel
- Bäder mit absteigender Temperatur
- Bettruhe, frische Luft im Krankenzimmer

Bei Halsschmerzen, Schluckbeschwerden und Heiserkeit:
- gleichmäßige Wärme durch Wickel, evtl. kalte Halswickel, um den Brennschmerz zu mildern
- Gurgeln
- viel trinken
- Lutschtabletten
- keine Zigaretten oder Alkohol!

Bei Husten:
- heiße Kompressen oder Auflagen auf dem Brustkorb
- ohne Fieber: ansteigende Arm- und Fußbäder, anschließend ein Brustwickel
- mit Fieber: eher kalte Hals-, Brust- oder Wadenwickel

Bei Schnupfen:
- Nasenspülungen und/oder heiße, feuchtwarme Kompressen auf Nebenhöhlen und Nacken

Warum Moor?
Bessere Wärmeleiteigenschaften als Wasser (bei Moorschwebstoffbädern), Stabilisierung des Immunsystems, schmerzstillende Wirkung, schleimhautabdeckend, antibakteriell, fördert das Ausscheiden von Schlackenstoffen bei Entzündung

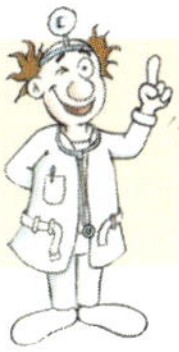

nfo Fieber:		Erhöhte Temperatur	bis 38,0° C
Intertemperatur	unter 36,0° C	Fieber	ab 38,0° C
Iormaltemperatur	bis 37,5° C	Hohes Fieber	ab 39,5° C

um Arzt

Venn das Fieber weiter steigt, einzelne Symptome sich verschlimmern oder Ihr llgemeinzustand sich verschlechtert, sollten Sie Ihren Arzt aufsuchen.

rschöpfung

ie Anforderungen des Alltags, denen wir uns stellen müssen, sind in den letzten Jahren ontinuierlich gewachsen. Für ein unbeschwertes Leben ist es wichtig, dass wir uns leistungsähig und fit fühlen. Werden seelische und körperliche Belastungen zu groß und ist der Organisnus möglicherweise zusätzlich durch Erkrankungen gefordert, entstehen Abgeschlagenheit, rschöpfung und andauernde Müdigkeit. Das Gefühl entwickelt sich, den Alltag nicht mehr neistern zu können. Es ist wichtig, hier in jedem Falle vorzubeugen, um langfristige Schäden u vermeiden. Wer auf die ersten Anzeichen von Erschöpfung nicht reagiert, leidet später oft usätzlich an Appetitlosigkeit, Nervosität, Konzentrationsschwierigkeiten, Schlafstörungen, Jbelkeit, Erbrechen und Abwehrschwäche.

Venn Sie an Erschöpfungszuständen leiden, versuchen Sie die Ursache herauszufinden. Sind es Dinge in Ihrem Alltag, die Sie selber ändern können? Sind Belastungssituationen vorübergehend oder langdauernd? Kann möglicherweise eine organische Ursache zugrunde liegen? Die beste Vorbeugung besteht oft darin, die eigene Belastbarkeit und Leistungsfähigkeit realistischer einschätzen zu lernen und lieber einmal „Nein" zu sagen.

Was tun?

Allgemein:

- regelmäßiger Tagesablauf: ausreichend Schlaf, regelmäßige und ausgewogene Mahlzeiten, Zeit für körperliche Betätigung
- ausreichende Zufuhr von Vitaminen, Minerale und Spurenelementen – es gibt hochwertige Nahrungsergänzungen aus natürlichen Quellen!

Zur Belebung:

- kalte Waschungen oder kalte Arm- oder Fußbäder
- wechselwarme Fußbäder

Zur Beruhigung:

- warmes Vollbad, evtl. im Anschluss daran feuchtwarme Leibwickel
- kalte Ganzkörperwaschung, anschließend ins Bett ohne Abtrocknen
- kalte Wadenwickel und kaltes Sitzbad von wenigen Minuten Dauer

Warum Moor?

Bessere Wärmeleiteigenschaften als Wasser (bei Moorschwebstoffbädern), Stabilisierung des Immunsystems, wirkt ausgleichend und beruhigend

Zum Arzt
Wenn die Erschöpfung länger anhält und keine äußere Ursache dafür zu finden ist, sollten Sie den Arzt aufsuchen. Möglicherweise gibt es eine körperliche Ursache für Ihre Beschwerden.

Gallen- und Leberbeschwerden

Schmerzen im Bereich der Gallenblase sind oft durch Entzündungen oder durch Gallenblasensteine bedingt. Wenn sich die Zusammensetzung der Gallenblasenflüssigkeit verändert, kann es zur Steinbildung kommen. Die wichtigste Maßnahme, die auch weiteren Beschwerden vorbeugt, ist immer eine Umstellung der Ernährung und der Lebensgewohnheiten. Wenn die genaue Ursache der Beschwerden abgeklärt ist, können Sie nach Rücksprache mit dem Arzt die Schmerzen bekämpfen.

Was tun?
Bei Gallenblasenkolik durch Steinleiden:
- ansteigendes Fußbad
- Sitzbad
- heiße Dampfkompresse auf den Ort der Beschwerden, im Anschluss daran eine kalte Auflage anwenden

Bei Gallenblasenschmerzen durch Entzündung:
- kalte Umschläge
- Wadenwickel
- ansteigendes Fußbad (nicht zu heiß!)

Warum Moor?
Bessere Wärmeleiteigenschaften als Wasser (bei Moorschwebstoffbädern), mobilisiert Botenstoffe zur Harmonisierung neurovegetativer Schaltstellen, entgiftet, beruhigt

Zum Arzt
Plötzlich auftretende Probleme im Bereich der Leber oder der Gallenblase sind in jedem Fall ein Grund für einen Arztbesuch! Vorher sollte keine eigene Behandlung erfolgen!

Gelenkschmerzen

Die Ursachen von Gelenkschmerzen sind vielfältig. Da Gelenke immer eine Einheit mit Muskeln, Bändern und Nerven bilden, werden diese durch schmerzbedingte Verspannungen meistens mit beeinträchtigt. Bewegungen werden so teilweise unmöglich. Gelenkschmerzen können durch Entzündungen (zum Beispiel Arthritis bei Rheuma), Abnutzung der Knorpelfläche (Arthrose) und Verletzungen verursacht sein.

Abnutzungserscheinungen am Knorpel sind die häufigste Ursache für Gelenkschmerzen. Galten sie früher noch als unabänderlich, kann heute durch eine geeignete Nahrungsergänzung (Chondroitinsulfat und Glukosamin) Gelenkknorpel aufgebaut und eine Operation in vielen Fällen vermieden werden. Bei Entzündungen ist das betroffene Gelenk überwärmt und geschwollen. Es können einzelne Gelenke oder wie bei Rheuma mehrere Gelenke sowie Muskeln betroffen sein.

Was tun?

Vermeidung übermäßiger Belastung

Nichtentzündliche Gelenkschmerzen

wenn keine Entzündung vorliegt, (regel)mäßige Bewegung
örtliche Wärmeanwendung durch Auflagen, Wickel und Packungen
warme Voll- und Teilbäder
Einreibung Moorcreme

Entzündliche Gelenkschmerzen

örtliche Kälteanwendung durch Auflagen, Wickel und Packungen
Einreibung mit Moorcreme

Warum Moor?

Bessere Wärmeleiteigenschaften als Wasser (bei Moorschwebstoffbädern), Hemmung der Prostaglandinsynthese, dadurch schmerzstillend, positive Wirkung auf den Knochenstoffwechsel.

Zum Arzt

Wenn an einem oder mehreren Gelenken unerklärliche oder sehr heftige Schmerzen auftreten, sollten Sie die Ursache von Ihrem Arzt abklären lassen. Insbesondere bei Verdacht auf eine Entzündung im Gelenk ist der Gang zum Arzt unerlässlich.

Hauterkrankungen

Unsere Haut ist mehr als nur eine Hülle zum Schutz des Organismus vor der Außenwelt. Als größtes Organ des menschlichen Körpers (die Haut misst nahezu 2 Quadratmeter und wiegt ca. 4 Kilogramm!) hat sie wichtige Aufgaben für unsere Gesundheit. So schützt sie vor schädlichen Umwelteinflüssen, vor Vertrocknung und dient als Ausscheidungsorgan. Die Haut ist nicht nur Spiegel der Seele, sondern auch des gesamten Gesundheitszustandes. Stoffwechsel, Kreislauf und Seelenleben beeinflussen ihr Erscheinungsbild.

Das Alter drückt der Haut ebenfalls seinen Stempel auf. Neugeborene haben eine glatte, weiche Haut. Mit zunehmendem Alter lässt die Elastizität der Haut nach. Das Kollagen ist schlaffer, die Hautzellen können nicht mehr so viel Wasser speichern. Hauterkrankungen und Hautprobleme nehmen in der heutigen Zeit rapide zu. In nur einem Jahrzehnt hat sich die Zahl der Betroffenen verdoppelt. Die Ursachen sind vielfältig: zunehmende Umweltbelastung schädigt die Haut von außen. Das Abwehrsystem des Organismus wird geschwächt und schädigt die Haut von innen bzw. kann sie in ihrer Schutzfunktion nicht mehr unterstützen.

Eine Behandlung der Haut kann nie isoliert betrachtet werden. Immer werden dadurch auch weitere Wirkungen im Organismus ausgelöst. Entsprechend muss berücksichtigt werden, dass Hautprobleme nicht nur durch Maßnahmen „von außen" kuriert werden. Begleitend sind eine gesunde Lebensweise mit ausreichend Bewegung und regelmäßigen Ruhephasen sowie eine nährstoffreiche Ernährung unabdingbar.

Wenn Sie an Allergien, hartnäckiger Akne oder Neurodermitis leiden, lassen Sie von Ihrem Arzt untersuchen, ob eventuell eine Fehlbesiedlung des Darmes (unter Umständen auch mit Pilzen) vorliegt. Eine so genannte Symbioselenkung kann in diesen Fällen oft Abhilfe schaffen!

Was tun?

Allgemeine Hautreizung, Austrocknung
- kalte Waschungen, Güsse und Wechselduschen fördern die Durchblutung und Hauterneuerung
- feuchte Umschläge
- Moorkosmetik

Sonnenbrand
- allgemein kühlende Anwendungen: Waschungen, Auflagen, Kompressen, kaltes Bad
- Moorkosmetik

Unreine Haut, Pickel und Akne
- feuchte Umschläge
- Moorkosmetik

Neurodermitis und Schuppenflechte (Psoriasis)
- Siehe hierzu Kapitel 3.5

Warum Moor?
Unterstützung der Entgiftung und Regeneration der Haut und ihrer natürlichen Schutzfunktion, wirkt beruhigend, ausgleichend, antibakteriell und antiviral. Aus der Kosmetik und Körperpflege sind Moorzubereitungen nicht mehr wegzudenken. Der Übergang zwischen therapeutischen und kosmetischen Anwendungen ist hierbei fließend.

Wer im Anschluss an eine Kur oder eine therapeutische Anwendung von Moorzubereitungen daheim seine Haut weiter optimal pflegen und krankhaften Veränderungen vorbeugen möchte, wird auf Moorzubereitungen zur täglichen Anwendung nicht verzichten wollen. Inzwischen wurden zahlreiche Produkte zu einer natürlichen Hautpflege auf Moorbasis entwickelt.

Zum Arzt
Wenn Sie Hautveränderungen beobachten, die trotz allgemeiner Maßnahmen bestehen bleiben oder sich verschlimmern, sollten Sie Ihren Arzt aufsuchen. Ebenso bei Begleitsymptomen wie Fieber oder Unwohlsein. Insbesondere sollten Sie Hautknoten zu Ihrer Sicherheit ärztlicherseits begutachten lassen, damit die richtige Behandlung eingeleitet werden kann.

Kopfschmerz und Migräne

Wissenschaftlichen Erhebungen zufolge leiden achtzig Prozent aller Frauen und fünfzig Prozent der Männer gelegentlich und bis zu zehn Prozent der gesamten Bevölkerung regelmäßig unter Kopfschmerzen. Die Ursachen sind vielfältig: Stress, Nikotin, Alkohol, Witterungsbedingungen, Hunger, Müdigkeit, Probleme mit zu hohem oder zu niedrigem (!) Blutdruck, Erkältung und Zahnentzündungen. Auch körperlicher oder seelischer Stress kann Kopfschmerzen verursachen. Oftmals ist es nicht möglich, den Grund für die Kopfschmerzen herauszufinden. Abhilfe tut

Jedoch immer Not, und es gibt verträgliche und wohltuende Alternativen zu Tabletten! Kopfschmerzen sind in ihrer Erscheinung sehr vielfältig. Spannungskopfschmerzen zum Beispiel werden als dumpf und wie von außen drückend empfunden. Bei einer Migräne werden die anfallsweise auftretenden sehr starken Schmerzen begleitet von heftiger Übelkeit und Brechreiz, sowie Lichtempfindlichkeit. Meistens tritt der Schmerz nur auf einer Kopfseite auf und kann sehr lange andauern. Die Betroffenen spüren oft kurz vor der Schmerzattacke eine sogenannte Aura mit Sehstörungen oder Taubheitsgefühlen.

Was tun?

- Verzicht auf Alkohol und Nikotin
- gesunde Lebensweise mit ausreichenden Ruhepausen
- feuchter Waschlappen (einige Minuten tiefgekühlt) auf Stirn oder Nacken
- Migräne-Stirnband (mit Moor oder anderen Materialien gefüllte, verschlossene Kompresse)
- ansteigende Armbäder

Warum Moor?

Bessere Wärmeleiteigenschaften als Wasser (bei Moorschwebstoffbädern), mobilisiert Botenstoffe zur Harmonisierung neurovegetativer Schaltstellen

Zum Arzt

Falls Ihre Kopfschmerzen sehr häufig sind, länger als drei Tage bestehen oder von starken Allgemeinsymptomen (Fieber, Nackensteifigkeit) begleitet werden, oder plötzlich und sehr stark auftreten, sollten Sie Ihren Arzt konsultieren.

Menstruations- und Wechseljahrsbeschwerden

Viele Frauen haben kurz vor und während der Menstruation ziehende Schmerzen im Unterleib. Diese entstehen dadurch, dass die Gebärmutter sich zusammenzieht, um die nicht für die Einnistung des Eis benötigte Schleimhaut abzustoßen. Einige Frauen verspüren darüber hinaus im Rahmen des so genannten Prämenstruellen Syndroms Spannungsgefühl und Schmerzen in der Brust. Durch Wassereinlagerung im Körper kommt es zu einer Gewichtszunahme. Begleitet werden diese Symptome oft noch von Reizbarkeit, depressiven Verstimmungen und Kopfschmerzen.

Im Alter zwischen vierzig bis fünfundfünfzig Jahren beginnen die Wechseljahre, die Eierstöcke stellen ihre Hormonproduktion nach und nach ein. Die Regelblutung bleibt immer häufiger aus, bis sie schließlich gar nicht mehr eintritt. Etwa ein Drittel der Frauen leidet während dieser Hormonumstellung an Hitzewallungen. Vielen Frauen machen Stimmungsschwankungen, Libidoverlust, Schlaflosigkeit, Haut- und Schleimhautveränderungen (Austrocknung) und andere Beschwerden zu schaffen.

Wichtig ist es in erster Linie, eine positive Einstellung zu den naturgegebenen Veränderungen zu bewahren. Gerade Frauen benötigen eine ausreichende Versorgung mit hochwertigsten Nährstoffen. Die ausreichende Einnahme von Nährstoffen kann beispielsweise dazu beitragen, die während der Regelblutung erhöhte Bildung von Schmerzbotenstoffen zu vermindern. In der Hormonumstellung der Wechseljahre kann nur so einer Osteoporose wirksam vorgebeugt werden. Über die normale Ernährung ist eine gesundheitlich befriedigende Versorgung mit Nährstoffen kaum noch zu bewerkstelligen.

Was tun bei Menstruationsbeschwerden:
- keine einengende Kleidung
- ansteigende Fußbäder, vor Beginn der Blutung ansteigende Sitz-, Halb- oder Vollbäder
- warme Auflagen oder Leibwickel bei starken Krämpfen
- bei Wechseljahrsbeschwerden kurze lauwarme Halb- und Sitzbäder oder Vollbäder

Warum Moor?
Bessere Wärmeleiteigenschaften als Wasser (bei Moorschwebstoffbädern), regt Östrogenproduktion an, mobilisiert Botenstoffe zur Harmonisierung neurovegetativer Schaltstellen, wirkt beruhigend und ausgleichend

Zum Arzt
Falls Ihre Beschwerden regelmäßig so stark sind, dass sie Sie in Ihrem Alltag deutlich einschränken, sollten Sie Ihren Arzt aufsuchen. Gegebenenfalls ist in diesen Fällen eine hormonelle Therapie angezeigt, um das körperliche und seelische Gleichgewicht wieder herzustellen. Auch kann nur Ihr Arzt feststellen, ob möglicherweise Entzündungen im Bauchraum oder andere Erkrankungen die Ursache Ihrer Beschwerden sind.

Muskelverspannungen

Oft ist unsere ungesunde, bewegungsarme Lebensweise die Ursache für unangenehme Muskelverspannungen. Stundenlanges Sitzen am Computer oder vorwiegend stehende Tätigkeiten, wie sie im Friseurhandwerk und im Verkauf üblich sind, belasten und überlasten unsere Muskulatur einseitig. Manch einer sucht sein Heil im sportlichen Ausgleich oder durch lange Wanderungen am Wochenende – und übertreibt. Die Folge ist Muskelkater. Weitere Ursachen für Muskelverspannungen sind Erkältungskrankheiten, Durchblutungsstörungen, Rheuma oder Verletzungen. Krämpfe der Muskulatur gehen oft auf das Konto eines Mineralstoffmangels. Beginnende Muskelverspannungen lösen Sie am einfachsten durch eine vorsichtige Massage. Bei Krämpfen bekommen Sie Erleichterung, indem Sie den Muskel passiv gegen die Krampfrichtung dehnen.

Was tun?
- Entspannungsvollbad oder warme Teilbäder
- Massage mit Mooröl
- ausreichende Versorgung mit Vitaminen und Mineralien

Warum Moor?
Bessere Wärmeleiteigenschaften als Wasser, schmerzstillende Wirkung

Zum Arzt
Wenn Sie oft unter Muskelkrämpfen leiden, die Sie sich nicht erklären können, sollten Sie Ihren Arzt aufsuchen.

undgeruch, Mundgeschwüre und Zahnfleischbluten

angelnde Hygiene, starkes Rauchen sowie die Ansiedlung von Bakterien im Mundraum, die dort
cht hingehören, können zu Mundgeruch, Mundgeschwüren und Zahnfleischbluten führen. Ent-
ündungen des Zahnfleisches entstehen auch durch schlecht sitzende Zahnprothesen, Metallaller-
ien oder scharfkantige Zähne. Tiefersitzende Ursachen für Mundgeruch können Erkrankungen des
agens oder der Atemwege sein. Zahnfleischbluten wird oft durch einen Nährstoffmangel (vor
lem während der Schwangerschaft) verursacht. Achten Sie auf eine ausgewogene Ernährung und
ygiene. Besonders Zahnspangen- und Prothesenträger sind hinsichtlich der Reinlichkeit gefordert.

as tun?

Regelmäßige Zahnarztbesuche und Moorzahnpasta für gesunde Zähne und kräftiges Zahnfleisch
Moortrinkkur (auch zum Gurgeln und Spülen!)

arum Moor?

obilisiert Botenstoffe zur Harmonisierung neurovegetativer Schaltstellen, entgiftet, beruhigt, wirkt
ntibakteriell

um Arzt

enn Sie sich hinsichtlich der Ursache nicht sicher sind, kann ein Arzt Ihnen weiterhelfen. Sofern
llgemeine Maßnahmen nicht innerhalb weniger Tage zu einem Abklingen der Beschwerden führen,
uchen Sie einen Arzt auf, um einen Befall mit Herpesviren oder Candidapilzen auszuschließen.

odbrennen und Magenschleimhautentzündung

ür die Verdauung des Speisebreis produziert der Magen Salzsäure. Normalerweise ist er selber
urch eine Schutzschicht auf der Schleimhaut vor dieser Säure geschützt. Stress, ungesunde
ebensweise, aber auch bestimmte Bakterien können diese Schutzschicht zerstören. Dadurch kommt
s zur Andauung des Magens, begleitet von heftigen Schmerzen. Wenn der Schließmuskel zwischen
er Speiseröhre und dem Mageneingang nicht richtig schließt, kann Salzsäure in die Speiseröhre
urücklaufen und dort brennende Schmerzen verursachen. Eine ausgewogene Lebensweise,
egelmäßige Mahlzeiten mit möglichst nichtsaueren Lebensmitteln (zum Beispiel Milchprodukte) sind
ie beste Vorsorge. Entspannungstechniken und vernünftige sportliche Bewegung helfen ebenfalls.
er zu Sodbrennen neigt, sollte auf einengende Kleidung oder umfangreiche Mahlzeiten verzichten.

as tun?

Vollbad oder ansteigendes Arm-, Fuß- oder Sitzbad, oder heißer Leibwickel mit anschließender
Kaltwaschung beruhigen Magen und Kreislauf
Moortrinkkur, besonders wirkungsvoll in Kombination mit einer Heilwasser-Trinkkur

arum Moor?

obilisiert Botenstoffe zur Harmonisierung neurovegetativer Schaltstellen, entgiftet, beruhigt, bei
nnerer Anwendung als Trinkkur langfristige Normalisierung der Magensäure

um Arzt

enn Sodbrennen und Magenbeschwerden trotz allgemeiner Maßnahmen länger als drei Tage
nhalten, sollten Sie wie auch bei akuten, heftigen Beschwerden Ihren Arzt aufsuchen.

Gut zu wissen - Verdauungsstörungen

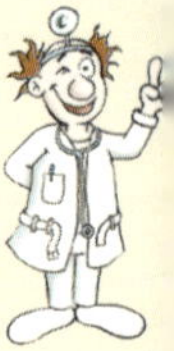

Der menschliche Verdauungstrakt ist ein Wunderwerk der Zusammenarbeit unterschiedlicher Organe: von der Mundhöhle erstreckt er sich über die Speiseröhre, den Magen, Dünn- und Dickdarm bis zum Darmausgang. Wichtigste Partner für eine reibungslose Verdauung sind die Bauchspeicheldrüse, die Leber und die Galle. Im Magen-Darmtrakt ist der größte Teil des Immunsystems angesiedelt. Kein Wunder: der Darm stellt mit seiner 200 Quadratmeter großen Oberfläche (dies entspricht der Größe eines Tennisplatzes!) die größte Austauschoberfläche zwischen der Außenwelt und der Innenwelt unseres Organismus dar. Hier entscheidet sich, welche Stoffe für den Körper gut und nützlich sind und somit passieren dürfen, und welche hingegen ausgeschieden werden müssen – vorausgesetzt, das Immunsystem ist intakt!

Angesichts der vielen an der Verdauung beteiligten Organe ist verständlich, dass es hier zu zahlreichen Störungen kommen kann. Insbesondere unsere moderne Lebensweise mit viel Stress und Hektik und natürlich die bei den meisten Menschen nicht angepasste Ernährung (zu viele leere Kalorien, zu viel, zu wenig nährstoffreich, zu fett- und zuckerhaltig, zu schnell eingenommen, kein regelmäßiger Rhythmus und der Tageszeit nicht angepasst, Gesellschaftsdrogen Nikotin und Alkohol, usw.) bewirken, dass einige Organe gelegentlich oder dauerhaft „SOS" funken. Auch dauerhafte Schädigungen treten immer häufiger auf – sogar bei Kindern. Dies sollte nachdenklich stimmen und den Stellenwert der Vorbeugung jedem Menschen verdeutlichen.

Kartographie der Bauchschmerzen, die vom Arzt geklärt werden sollten:

Rechts oben:
Dauerschmerz:
Gallenblasenentzündung

Dauerschmerz, gebessert durch Nahrungsaufnahme:
Zwölffingerdarmgeschwür

Schmerzen mit Durchfall:
Darmentzündung

Kolikartige Schmerzen, wellenförmiger Verlauf:
Gallensteine

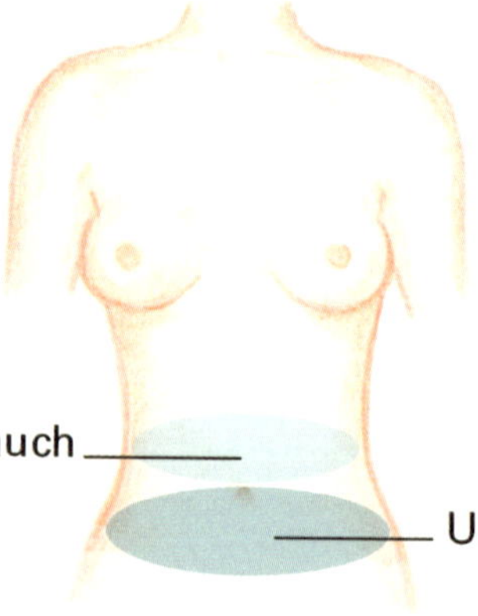

Links oben:
Schmerzen mit Ausstrahlung in den Rücken:
Bauchspeicheldrüsenentzündung

Schmerzen mit Engegefühl, evtl ausstrahlend in Arm:
Herzinfarkt

Links und Mitte oben:
Schmerzen, die sich nach Mahlzeit verstärken
Magengeschwür

Anhaltende Schmerzen:
Magenschleimhautentzündung

Rechts unten:
Plötzliche, sehr starke Schmerzen:
Blinddarmentzündung.

Rechts und/oder links unten:
Diffuser Schmerz:
Erkrankungen der Eierstöcke, Harnleiter, Eileiter.

Links unten:
Wellenförmiger Schmerz, oft mit Durchfall:
Dickdarmentzündung

Mitte unten:
Diffuse Schmerzen:
Erkrankungen der Blase, Prostata, Niere oder Gebärmutter.
Schmerzen mit Ausstrahlung in die Leiste:
Nierenentzündung

:auchschmerzen

auchschmerzen können ein Hinweis auf eine Vielzahl organischer Störungen sein, die in der egel vorübergehend sind. Um mögliche Ursachen herauszufinden, sollten Sie beobachten, wie nge die Beschwerden dauern, wann sie auftreten (beispielsweise in Ruhe, vor oder nach dem ssen, nur bei bestimmten Speisen, im Zusammenhang mit Nikotin- oder Alkoholgenuss, nach er Einnahme von Medikamenten). Oft sind auch zu enge Kleidung oder seelische und örperliche Belastung der Auslöser.

Venn Sie erstmals leichte Bauchschmerzen haben und sicher sind, was die Ursache der eschwerden ist, können Sie diese in vielen Fällen abstellen und sich mit sanften Mitteln helfen. inen kleinen Hinweis auf die mögliche Ursache von Bauchschmerzen erhalten Sie, wenn Sie enau beobachten, wo sich der Schmerz befindet und in welchem Zusammenhang er auftritt. ;enauere Hinweise finden Sie im Abschnitt: „Zum Arzt".

Vas tun?
Värme entspannt und beruhigt. Bei erstmals auftretenden Bauchschmerzen helfen oft Värmflasche, Leibwickel und/oder Moortrinkkur.

Varum Moor?
3essere Wärmeleiteigenschaften als Wasser (bei Moorschwebstoffbädern), mobilisiert Botenstoffe zur Harmonisierung neurovegetativer Schaltstellen, entgiftet, beruhigt

:um Arzt
Venn starke Bauchbeschwerden sehr plötzlich auftreten oder über einige Stunden anhalten. uch wenn die Bauchdecke hart ist und Schmerzen beim Betasten empfunden werden, könnte ich eine Entzündung des Blinddarms oder anderer Organe dahinter verbergen.

3lähungen

n Darm entstehen im Rahmen der Aufarbeitung des Speisebreies unterschiedliche Gase. Ein Zuviel" an Gasbildung hat sicher jeder schon einmal gespürt: Völlegefühl, Darmgeräusche und ;chmerzen sind die Folge. Der Abgang der Winde wird von Betroffenen und ihrem Umfeld nicht mmer als angenehm empfunden.

:ine einseitige Ernährung mit blähenden Speisen wie Kohl, Hülsenfrüchten, Vollkornprodukten ınd zu kalten Getränken kann die Ursache sein. In Betracht kommt auch eine Besiedlung des)armes mit „falschen" Bakterien. Oft ist eine Umstellung der Ernährung ausreichend, um 3eschwerden durch Blähungen gar nicht mehr aufkommen zu lassen. Auch eine weniger ;tressige Lebensweise mit regelmäßigen, in Ruhe genossenen Mahlzeiten und ausreichender 3ewegung hilft langfristig. Kurzfristig können Sie Ihre Beschwerden mit einfachen Mitteln ɔehandeln.

Vas tun?
- heiße Leibwickel
- warme Kompressen oder Packungen
- wechselwarme Fußbäder

Warum Moor?
Bessere Wärmeleiteigenschaften als Wasser (bei Moorschwebstoffbädern), mobilisiert Botenstoffe zur Harmonisierung neurovegetativer Schaltstellen, entgiftet, beruhigt

Zum Arzt
Wenn Blähungen häufig auftreten und sehr quälend und schmerzhaft sind, sollten Sie Ihren Arzt aufsuchen. Möglichweise ist eine Fehlbesiedlung des Darmes die Ursache für langfristig bestehende Beschwerden.

Durchfall

Der Darm ist zuständig dafür, wichtige Nährstoffe aufzunehmen und unwichtige oder gefährdende Stoffe auszuscheiden. Für sein reibungsloses Funktionieren ist eine Besiedlung m Darmbakterien in ausgewogenem Verhältnis wichtig, da diese den Nahrungsbrei aufbereiten helfen. Gelangen Giftstoffe oder Bakterien in den Darm, die dort nicht hingehören, versucht der Darm, diese loszuwerden. Es kommt mehrmals am Tag zu breiartigem bis dünnflüssigem Stuhlgang, der oft von krampfartigen Schmerzen, Übelkeit und Kreislaufproblemen begleitet wird.

Auslöser von Durchfall können auch Nahrungsbestandteile sein, auf die der Organismus allergisch reagiert. Auch Zusatzstoffe von Nahrungsmitteln wie Aromastoffe, Farbstoffe oder Konservierungsmittel können Durchfall auslösen. Seelischer Stress, hormonelle Störungen oder Erkrankungen zum Beispiel von Magen, Darm, Bauchspeicheldrüse oder Leber können ebenfalls zu Durchfall führen.

Sie sollten den Darm bei dieser in den meisten Fällen normalen Abwehrreaktion unterstützen, indem Sie wenig essen, viel trinken und sich körperlich schonen.

Was tun?
- Moortrinkkur
- heiße Sitzbäder oder Leibauflagen bei Schmerzen und Krämpfen

Warum Moor?
Bessere Wärmeleiteigenschaften als Wasser (bei Moorschwebstoffbädern), mobilisiert Botenstoffe zur Harmonisierung neurovegetativer Schaltstellen, entgiftet, beruhigt

Zum Arzt
Langanhaltende Durchfälle führen schnell zu einem Flüssigkeitsverlust, der besonders bei kleinen Kindern und älteren Personen gefährlich werden kann. Bei diesen Menschen sollte sofort der Arzt konsultiert werden. Ansonsten ist die Rücksprache mit dem Arzt angeraten, wenn sich der Durchfall nach zwei Tagen noch nicht bessert oder schwere Allgemeinsymptome wie Fieber, Schüttelfrost, Schmerzen oder Blutbeimengungen dazukommen. Auch bei Durchfall nach einem Auslandsaufenthalt (besonders Tropen) ist der Arzt aufzusuchen.

.3 Praktische Anwendung bei Erkrankungen des Stütz- und Bewegungsapparates

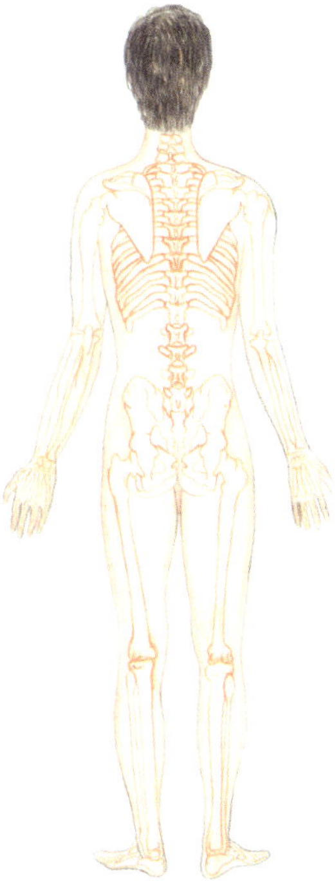

Die Moortherapie findet bei Erkrankungen des Stütz- und Bewegungsapparates einen ihrer wichtigsten Anwendungsbereiche, vielleicht nur noch übertroffen von der bedeutenden Rolle, die sie für die Frauenheilkunde spielt. Als besonders erfolgversprechend hat sich die medizinische Moortherapie erwiesen bei Morbus Bechterew, chronischer Polyarthritis, Arthrosen, Tendomyopathien, Gicht sowie Reizzuständen im Zuge von Gelenkerkrankungen. Im Vordergrund bei der Behandlung dieser Beschwerden stehen das Lindern von Schmerzen, das Dämpfen entzündlicher Prozesse, das Lockern muskulärer Verspannungen, die Förderung der Durchblutung und der Beweglichkeit.

Moor wird hier meist im Verbund mit anderen Maßnahmen, also therapiebegleitend eingesetzt. In der Sportmedizin findet Moor als nebenwirkungsfreies Therapeutikum sowohl bei sportlichen Wettkämpfen, als auch zur Unterstützung von Heilungsprozessen nach Sportverletzungen Anwendung. In der Physiotherapie wird das Moor als vorbereitendes, lockerndes Hilfsmittel genutzt, um die Wirkung von Massagen zu erhöhen.

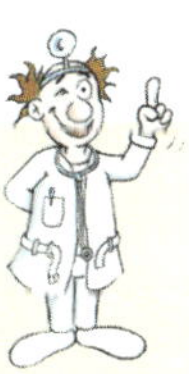

Gut zu wissen - zum Thema gesund und beweglich bleiben

Unser moderner, bequemer und bewegungsarmer Lebensstil führt heute immer früher und häufiger zu Schäden an unserem Bewegungsapparat. Immerhin 35 % aller vorzeitig in Ruhestand gehenden Menschen scheiden wegen Erkrankungen an Wirbelsäule, Muskeln und Gelenken aus dem Berufsleben aus, und das sicher nicht immer gerne und freiwillig (Quelle: Verband öffentlicher Versicherer). Auch zählen Rückenschmerzen heute zu den häufigsten Gründen, wenn sich ein Arbeitnehmer krank meldet. Zudem werden wir immer älter – im Jahr 2050 prognostiziert man uns eine durchschnittliche Lebenserwartung von 90 Jahren. Für unsere Gelenke bedeutet dies, dass sie weit länger die Last unseres Körpers tragen müssen als noch zu Zeiten unserer Großeltern.

Moor kann hier, im richtigen **Therapieverbund** mit weiteren medizinischen Maßnahmen, einer gesunden Lebensweise mit viel Bewegung, Physiotherapie und ergonomischen Arbeitsplätzen vieles bewirken. Die Moortherapie vermag nicht nur **vorzusorgen,** um Schlimmeres zu verhindern und Schmerzen zu **lindern**. Sie hilft auch Operationen hinaus zu zögern, den Medikamentenverbrauch zu reduzieren und sie kann, beispielsweise durch das Wiederherstellen der Beweglichkeit, selbst **heilen**.

Bedenkt man, dass Erkrankungen an den Gelenken Wegbereiter für schwere Folgekrankheiten von Herz und Kreislauf sein können, so wird der besondere Stellenwert der Moortherapie in der Präventiv- und Rehabilitationsmedizin deutlich.

Anwendungsformen

Angewendet werden Moor-Voll-, Teilbad, Moorkontaktpackung, Moorkneten, und -treten. Eine jüngere Form der Moortherapie ist die Moor-Kryotherapie (Kälteanwendung). Kalte Moorpackungen mit einer Temperatur von +4° bis +10° C entfalten sehr gute Wirkungen bei akut entzündlichen Gelenkprozessen. Auch bei Verletzungen wirken sie schmerzlindernd und entzündungshemmend. Bei Erkrankungen des Stütz- und Bewegungsapparates ist das Moorbreibad, vor allem wegen der hervorragenden physikalischen Wirkungen des Moorbreies, erstes Mittel der Wahl.

Wirkungsmechanismen

Eine erhöhte Hyaluronidase-Aktivität mit krankhafter Auswirkung auf die Qualität der Gelenkflüssigkeit wird als Ursache einiger rheumatischer Erkrankungen angenommen. Die im Moor verstärkt vorkommenden Huminsäuren hemmen die Aktivität der Hyaluronidase. Durch den Auftrieb im Moorbreibad wird der Patient in einen Zustand der Schwerelosigkeit versetzt, der Bewegungsapparat entlastet und der Spannungszustand der Muskulatur verringert. So können Verspannungen gelöst und die Beweglichkeit wieder hergestellt werden. Das Mehr an Beweglichkeit fördert den gesamten Knochenstoffwechsel. Gute Erfolge erzielt man mit kalten Moorpackungen bei traumatischen Folgeerscheinungen von Verletzungen, bei allen Formen des entzündlichen Rheumatismus, bei aktivierter Polyarthritis und lokalen Entzündungsherden. Die hier zugeführte Kälte wirkt entzündungshemmend, schmerzstillend und stoffwechseldämpfend. Die Wirkung von Moor bei fortschreitender Gelenk- und Knorpeldegeneration ist eine erst seit jüngster Zeit bekannte Entdeckung, ebenso wie die günstige Wirkung von Moor bei Knochenbrüchen.

Therapeutische Anwendungsgebiete und Heilanzeigen bei Erkrankungen des Bewegungs- und Stützapparates (Lüttig, 2003)

- Wirbelsäulen-, Hüft- und Schultererkrankungen
- entzündliche rheumatische Erkrankungen
- Polyarthritis
- Spondylitis ankylosans (Morbus Bechterew)
- degenerative Gelenkerkrankungen (Arthrose)
- Weichteilrheuma
- Muskelatrophie
- Ischias
- Osteoporose

Gegenanzeigen

Aufgeführt werden laut Deutschem Bäderkalender schwere entzündliche Schübe rheumatischer Erkrankungen mit hoher Blutsenkung, Anämie, entzündliche Herzbeteiligung, hohes Lebensalter und stark eingeschränkte Belastbarkeit, Auszehrung, fieberhafte Allgemeinerkrankungen, bösartige Tumore und Schwangerschaft.

Hinweis: Diese Gegenanzeigen beziehen sich in der Regel auf die kurmäßige Anwendung von Moorbreibädern! Moderne, schonendere Mooranwendungen (Teilbäder, Wickel, lokale Auflagen nd Kompressen, auch als Kaltanwendung), die häufig eine vertretbare Alternative sein können, verden hier nicht berücksichtigt. Auch ist nicht ersichtlich, weshalb einer Schwangeren zum eispiel untersagt sein sollte, Moorpackungen auf schmerzende Gelenke aufzubringen. Klären ie im Zweifelsfall mit Ihrem Arzt, welche Verfahren für Sie geeignet sind!

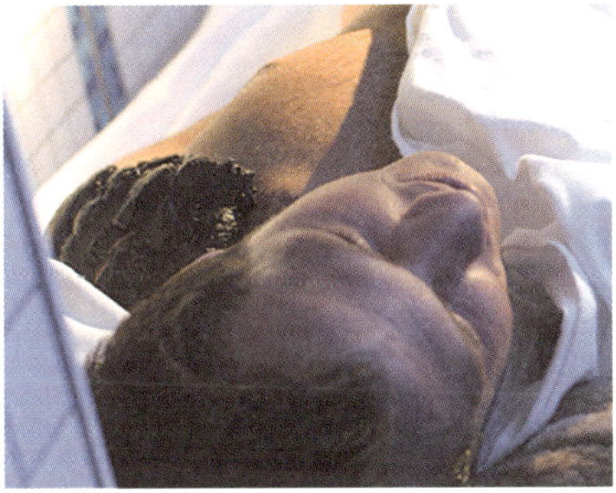

bb. LOKALE MOORBREIPACKUNG*
Venn keine Möglichkeit besteht, Moor in naturreiner Form irekt zu applizieren, können Moorwärmekissen* oder mit Moor gefüllte Bandagen* in verschiedensten Formen und Größen eine gute Alternative sein. Das Moor ist hier in eine pezial-Weichfolie eingeschlossen und kann im Wasserbad rwärmt oder im Kühlschrank gekühlt werden. Direkt auf ie Körperstelle aufgelegt oder in ein Tuch gehüllt, geben ie lange und gleichmäßig eine behagliche Wärme oder älte auf die betroffene Stelle ab.
siehe Kapitel 4 - Service - Adressen, Links, Quellen

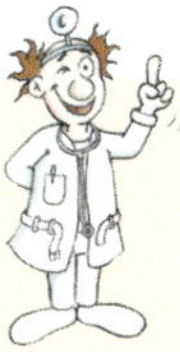

Gut zu wissen - zum Thema Rheuma

Der über 2000 Jahre alte Begriff Rheuma kommt aus dem Griechischen und bedeutet „ziehender, reißender Schmerz". Im Volksmund war Rheuma auch als das „Reißen" bekannt. Heute verstehen wir darunter Krankheiten im Bereich des Bewegungsapparates (dazu zählen Gelenke, Gelenkkapseln, Knochen, Muskulatur oder Sehnen), die nicht durch eine Verletzung oder durch tumoröse Veränderungen hervorgerufen werden. Zu den rheumatisch degenerativen Erkrankungen des Bewegungsapparates gehören Arthrosen, degenerative Veränderungen der Wirbelsäule, Schulter-Arm-Syndrom, Ischialgien und Tendomyopathien. Ihnen allen ist eine große Belastung der Betroffenen durch starke, oft andauernde Schmerzen sowie eine deutlich verminderte Beweglichkeit gemeinsam.

Ursache und Auslöser des rheumatischen Schmerzes können unterschiedliche Krankheiten sein:

- Gelenkerkrankungen durch Verschleiß (Arthrosen, zum Beispiel Kniegelenkverschleiß)
- Gelenkerkrankungen durch Entzündungen (Arthritis, zum Beispiel chronische Polyarthritis, Morbus Bechterew)
- Erkrankungen der sogenannten Weichteile (zum Beispiel Sehnen, Unterhautgewebe, Muskeln)
- Rheumatische Beschwerden als Begleiterscheinungen anderer Erkrankungen des Körpers (zum Beispiel Gicht)

Im Blickpunkt der Moortherapie bei Rheuma steht in erster Linie die Schmerzlinderung. Neueren Untersuchungen zufolge wird diese durch die lang anhaltende, gleichmäßige Wärmezufuhr, den hydrostatischen Druck des Moorbreibades und die biologisch-chemischen Wirkungen der Huminsäuren auf die glatte Muskulatur (GOECKE & RIEDE 1992) erreicht. Therapeutisch nutzbare Wirkungen sind neben der Schmerzlinderung die Entkrampfung der Muskeln, eine Verbesserung der Dehnbarkeit von kollagenem Bindegewebe, die Durchblutungsverbesserung, Stimulation von Phagozytose, Förderung der Diffusion und Verbesserung der Synovia-Viskosität. Eine Untersuchung an 40 Arthrosekranken am Nationalen Zentrum für Physikalische Therapie und Rehabilitation in Sofia, Bulgarien, zeigte eine klinische Besserung, Schmerzlinderung und Verbesserung des Gelenkapparates nach mehrwöchiger klinischer Moortherapie (KRASTEVA & PETOVA, Moortherapie 2000).

Christa Klickermann im Gespräch mit Dr. med. Shaban Fetaj von der Weserland-Klinik Bad Seebruch*. Dr. Fetaj ist Chefarzt für Innere Medizin und Rheumatologie und Facharzt für Physikalische und Rehabilitative Medizin mit den Schwerpunkten Rheumatologie, Naturheilverfahren und Klinische Geriatrie. Dr. Fetaj arbeitet seit 1991 in der Weserland-Klinik Bad Seebruch im Bereich Rheuma und Innere Medizin mit Moor.

Welche Anwendungsformen kommen in Ihrer Klinik zum Einsatz: Bäder, Packungen, Wickel, Moorkneten oder Trinkmoor?

Dr. Fetaj: In unserer Klinik wenden wir hauptsächlich Moorbreibäder, in Form von Voll- oder Teilbädern, und Moorpackungen an. In den letzten Jahren haben wir ebenfalls sehr gute Erfahrungen mit der Kryotherapie, den Kälteanwendungen mit Moor von –3° C bis –20° Celsius, gemacht. Hier nutzt man den guten Kälteentzugseffekt des Moores bei lokalisierten Reizreaktionen und in der Entzündungsphase entzündlicher rheumatischer Erkrankungen. Bei Badekuren beginnen wir mit +38 ° C und steigern auf +40 bis +42 ° C. Packungen verabreichen wir nur selten wärmer als +44 ° C. Wir beginnen mit Badedauern von 10 Minuten und steigern je nach Verträglichkeit auf bis zu 25 Minuten.

Bei welchen Indikationen setzen Sie in Ihrer Klinik auf das Naturtherapeutikum Moor?

Dr. Fetaj: Generell können alle Krankheiten, die mit Wärme behandelt werden können, auch mit Moor behandelt werden. Wir setzen Moor in den oben genannten Anwendungsformen ein bei allen degenerativen und entzündlichen Erkrankungen des Bewegungsapparates, also der Gelenke und Knochen, sowie bei Weichteilrheumatismus. Besonders dafür indiziert sind chronische Polyarthritis im nicht akuten Schub, die Spondylitis ankylosans, bekannt auch als Morbus Bechterew, die Arthrosen der großen und kleinen Gelenke, die degenerativen Veränderungen der Wirbelsäule, Schulter-Arm-Syndrom, Ischias- und Sehnenansatzbeschwerden. Auch Reizzustände nach speziellen Gelenkerkrankungen und Gelenkprozessen bei Stoffwechselstörungen wie Gicht und Osteoporose können damit wirkungsvoll behandelt werden. Moor wird in unserer Klinik immer im Therapieverbund mit anderen Maßnahmen wie etwa Krankengymnastik, Massagen, Elektrotherapie eingesetzt und in die Behandlungspläne integriert.

Wird Moor bei Rheuma überwiegend zur Schmerzlinderung eingesetzt, oder gibt es neuere Erkenntnisse im Zusammenhang mit Moor und Rheuma?

Dr. Fetaj: Rheuma ist ja ein Überbegriff für eine Vielzahl von Erkrankungen. Verstanden werden darunter eigentlich alle Erkrankungen am Bewegungsapparat, den Gelenken und Muskeln. Bei fast allen rheumatischen Erkrankungen einschließlich Weichteilrheumatismus ist der Einsatz von Moor in mehrfacher Hinsicht sinnvoll. Wie man heute weiß, bewirken die Huminsäuren im Moor eine Hemmung der Hyaluronidase (beeinflusst die Schmierfähigkeit der Gelenkflüssigkeit). Für den Patienten bedeutet dies eine spürbare Schmerzlinderung und daraus resultierend wieder mehr Beweglichkeit. Beweglichkeit wiederum ist die wichtigste „Ernährung" für die Gelenke. Die positive Wirkung des Moores auf den gesamten Knochenstoffwechsel ist also das Ergebnis einer wertvollen Kettenreaktion.

urch die Bewegungsarmut im „Hightech-Zeitalter" leiden bereits viele junge Menschen an erschleißerscheinungen des Bewegungsapparates. Kann Moor, frühzeitig in Verbindung mit einem esunden Bewegungskonzept eingesetzt, hier sinnvolle Vorsorge sein, um Schlimmeres zu erhindern?

r. Fetaj: Sicher stehen hier an erster Stelle ein gesundes Bewegungskonzept, in Verbindung mit iner gesunden Ernährung. Moorpackungen für die Vor- und Nachsorge zu Hause können eine sinnolle Ergänzung sein, wenn sie frühzeitig und richtig angewendet werden. Bei leichteren Befindlicheitsstörungen oder ersten Verspannungen kann man heute schon mit wenigen Einzelanwendngen lindernde Effekte erzielen. Auch wenn man derzeit noch nicht genau sagen kann wie dies unktioniert, so weiß man heute aus unzähligen praktischen Anwendererfahrungen, dass Moorbäder ie Selbstheilungskräfte im Körper in Gang setzen und körpereigene, gestörte Funktionen in Balance ringen können.

Moor in der Schmerztherapie – welche Anwendungsformen haben sich hier besonders bewährt?

Dr. Fetaj: Mit Moor erreicht man auf mehrfache Weise Schmerzlinderung. Linderung wird erreicht urch die Hemmung der Hyaluronidase, wie oben geschildert. Zudem beschleunigt die entzündungsemmende Wirkung des Moores bei chronischen Entzündungen ebenfalls eine Abheilung und trägt olglich zur Schmerzlinderung bei. Und als dritte schmerzlindernde Wirkung erreicht man im warmen Moorbrei durch die Entlastung krankhaft veränderter, verkrümmter Gelenke und verspannter Muskuatur eine deutliche Entspannung und folglich auch daraus wieder eine spürbare Schmerzlinderung.

Moor und Arthrosen - vielerorts wird das Moorkneten und Moortreten als Begleittherapie zum Erhalt der Beweglichkeit angeboten. Gibt es neuere Erkenntnisse über die Wirkung des Moorknetens und Moortretens für Hand- und Fußgelenke?

Dr. Fetaj: Gerade erkrankte Körperteile, wie schmerzhaft verkürzte Muskulatur, veränderte Sehnenanteile oder arthrotisch verdickte Gelenkstrukturen zeichnen sich ja durch eine verminderte Durchblutung aus. Das Kneten im Moor kräftigt nicht nur die Muskeln, sondern fördert auch die Koordination der Bewegungen und die Durchblutung. Bei Arthrosen setzen wir in der Klinik auf Moorbreibäder. Durch die Wärme wird hier die Durchblutung des arthrotischen Gelenkes verbessert und die gelenkübergreifende Muskulatur entspannt. Der Patient wird wieder beweglicher. Und diese Beweglichkeit ist nun mal die beste „Nahrung" für unsere Gelenke und wirkt so auch dem Abbau von Gelenkknorpelmasse entgegen.

Rehabilitationsbehandlungen in Orthopädie, Unfall-, und Sportmedizin – welche Bedeutung kommt hier dem Moor zu?

Dr. Fetaj: Für die Rehabilitationsbehandlung in der Orthopädie und Unfallheilkunde hat Moor einen besonderen Stellenwert, der leider in seiner Bedeutung noch vielfach unterschätzt wird. Hier wird durch eine Serie von Anwendungen mit dickbreiigem Moor eine deutliche Steigerung der Beweglichkeit und Ausdauerleistung erreicht. Im Moorbrei entlastet man die Gelenke des Patienten, setzt aber gleichzeitig den Bewegungen einen erhöhten Widerstand entgegen. Der gut durchblutende Moor-Effekt an erkrankten, meist schlecht durchbluteten Körperstellen, ist hier ein wesentlicher Vorteil.

Moor im 21. Jahrhundert – dank intensiver Forschungen und jahrhundertelangen Anwendererfahrungen dringt Moor in den letzten zwei Jahrzehnten in immer neue, unbekannte Bereiche vor. Was sind aus Ihrer Sicht die wichtigsten neuen Moor-Erkenntnisse?

Dr. Fetaj: Neben den bekannten Wärmewirkungen sind auch Effekte auf den Knochenstoffwechsel nachgewiesen. Durch die Moortherapie wird eine Erhöhung aller Stoffwechselparameter erreicht und die Durchblutung gesteigert. Die höher verträglichen Moortemperaturen beschleunigen so die Stoffwechselvorgänge. Heute weiß man, dass die chemischen Prozesse je 1° Celsius erhöhter Körpertemperatur um 10 % beschleunigt werden. Die medizinische Moortherapie ist bereits so weit, dass sie selbst bei Herzoperierten als Begleittherapie eingesetzt werden kann. Dort nutzt man die ausgleichende Wirkung des Moores zum Regulieren von Herz und Kreislauf. Es wird derzeit verstärkt an einheitlichen Qualitätskriterien für therapeutisch verwendetes Moor gearbeitet. Sie ermöglichen dem fachlichen Anwender und Mediziner die verschiedenen pharmakologischen Eigenschaften der verwendeten Moore besser beurteilen zu können. Das ist der richtige Weg, um die medizinische Moortherapie ins 21. Jahrhundert zu transportieren.

In welchen Bereichen der Inneren Medizin arbeiten Sie mit Moor?

Dr. Fetaj: In den letzten Jahren wurden die bakteriostatischen Wirkungen der Huminsäuren im Moor erforscht. Die antibakterielle Wirkung beruht auf einer katalytischen Beeinflussung des Stoffwechsels der Bakterienzelle, bzw. des Virus. Dadurch kann beispielsweise einer Verbreitung von Infektionen entgegengewirkt werden. Wir nutzen neben den thermischen die biochemischen Wirkungen des Moores ebenfalls als Begleittherapie bei chronischen Leber- und Galleerkrankungen und bei chronischen Unterbauchschmerzen ohne pathologisches Korrelat.

Welches Moor verwenden Sie in Ihrer Klinik?

Dr. Fetaj: Wir verwenden hier in Bad Seebruch Moor aus Norddeutschland und bereiten es selbst in unserer Klinik zu Packungen und Breibädern auf.

* Adressen unserer Interviewpartner und der Kliniken siehe Kapitel 4 - Service - Adressen, Links, Quellen

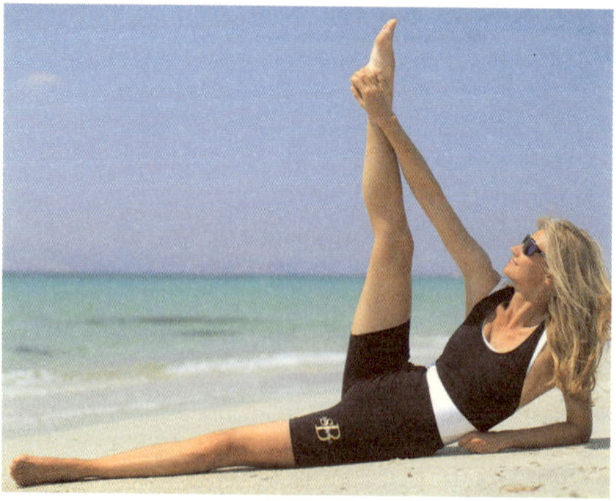

Für den Erhalt der Beweglichkeit, für aktive sportliche Menschen jeden Alters, aber auch für Leistungssportler, ist Moor ein wertvolles, schnell wirksames Naturtherapeutikum, ohne Nebenwirkungen.

.4 Moor in der Frauenheilkunde

Moor bei gynäkologischen Störungen wird auch heute noch oft nur von Frau zu Frau als „Geheimtipp" weitergereicht. Dabei sind die positiven Wirkungen des Moors in diesem Bereich wissenschaftlich erwiesen und glücklicherweise empfiehlt auch mancher Schulmediziner seinen Patientinnen eine Kur in einem Moorbad. Die Moorbehandlung hat in der Gynäkologie nicht nur eine lange Tradition, sondern bietet auch zahlreiche Anwendungsmöglichkeiten mit ausgezeichneten Heilerfolgen. Ob akute oder chronische Entzündung, prämenstruelles Syndrom, Zyklusstörung, unerfüllter Kinderwunsch, Wechseljahrsbeschwerden oder nachlassende Libido – Moor ist ein wirksames, natürliches, angenehmes und nahezu nebenwirkungsfreies Therapeutikum für die Frau.

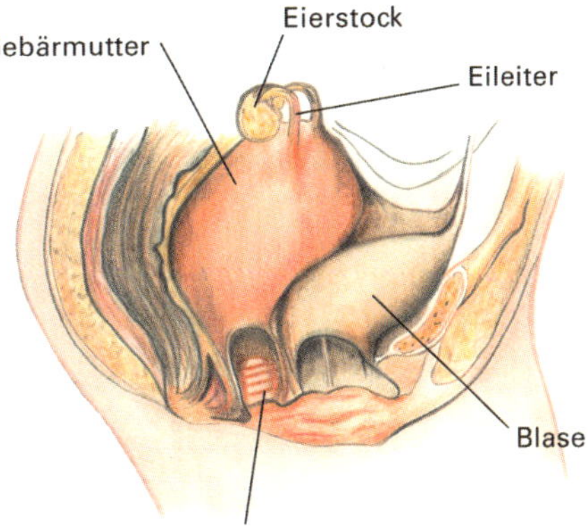

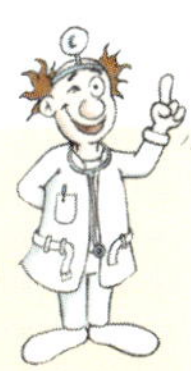

Moor - Ein wahrer Segen für die Frau

Berufliches Engagement und aktives Familienmanagement – viele gerade jüngere Frauen führen ein „Doppelleben", das ihnen viel abverlangt. Diese Frauen finden im Moor ein kräftigendes, stabilisierendes, positiv stimulierendes Heilmittel aus der Natur, das ihnen bei der Bewältigung ihres Alltags helfen kann. Wünschenswert wären hierzulande noch mehr Schulmediziner, die sich solch wertvollen, natürlichen Heiltherapien öffnen und sie ihren Patientinnen als erstes Mittel zur Wahl anbieten.

Anwendungsformen

Die lindernden und regenerierenden Moor-Kräfte nutzt man in der Frauenheilkunde in **kalter (bei akuten Entzündungen)** oder **warmer Form (bei chronischen Entzündungen)**. Zur Anwendung kommen alle bekannten Anwendungsformen von Moor, wie Bäder, Packungen, Wickel, vaginale Mooreinlagen und Trinkkuren. Dass Moorbäder bei Frauen wahre Wunder bewirken können, liegt ganz offensichtlich an den hormonellen Wirkungen des Moors. Auf den weiblichen Hormonhaushalt wirkt es ebenso stimulierend wie sanft regulierend. Moorbäder haben daher ein sehr breites Wirkungsspektrum in der Gynäkologie. Heute weiß man, dass vor allem bei Erkrankungen der inneren Genitale Moortamponaden geeigneter sind als Moorbäder. Das Trinkmoor wird in der Gynäkologie in der Nachsorge-Therapie begleitend und zur allgemeinen Kräftigung eingesetzt. Bei sehr jungen Frauen im Teenageralter kann eine Moortherapie bei Zyklusstörungen oder genitalen Entwicklungsstörungen mitunter mehr bewirken als die Gabe von Hormonmitteln, und ist dabei ungleich schonender für den heranwachsenden Organismus.

In jedem Lebensalter sinnvoll ist eine Moorbehandlung als unterstützende Maßnahme, wie etwa zur Stimulation der Selbstheilungskräfte vor operativen Eingriffen, bei Sterilität, In-vitro-Fertilisierung, Mikro-Chirurgie, oder zur Anregung eines regelmäßigen Zyklus. In China, aber auch hierzulande, wird bereits seit einigen Jahren die Wirkung von Moor in der gynäkologischen Krebsnachsorge erforscht.

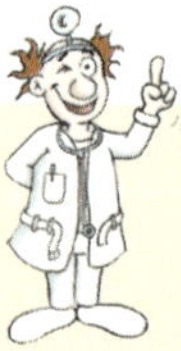

Moortamponaden, vaginale/rektale Mooreinlagen

Seit über 30 Jahren wird diese leider noch zu vielen Frauen und Therapeuten unbekannte physikalisch-therapeutische Naturtherapie in der Balneo-Gynäkologie bei einer Vielfalt von Indikationen angewendet. Diese angenehme, nebenwirkungsfreie, zudem sehr gut wirksame und kostengünstige Heilmethode ist im tschechischen Franzensbad eine der wichtigsten Standardtherapien von Frauenleiden.

Der Stoffwechsel und die Durchblutung im inneren Genitale werden durch die lokale Anwendung angeregt. Der Säureschutzmantel der Scheidenhaut wird wiederhergestellt. Entzündungshemmende Moorinhaltsstoffe lindern Schmerzen, haben einen adstringierenden (austrocknenden) Effekt und wirken Bakterien und Viren entgegen. (Quelle: MUDr. Robert KOVARIK, Moortherapie 2000). Für die Patientin **bringt die natürliche vaginale Moortherapie rasche Erleichterung und erspart ihr vielfach die Einnahme von Schmerz- oder Hormonmitteln oder sogar drohende Operationen**.
Erprobte Anwendungsbereiche der Moortamponaden sind verschiedene Formen der Sterilität, chronische Entzündungen der Scheide oder der inneren Genitalen, Reizblase, funktionelle Darmbeschwerden, Störungen der Libido oder beim Orgasmus, Verwachsungen nach Operationen und die krankhafte Form des Frühklimakteriums.

Bei Männern werden rektale Moortamponaden (Einbringung in den Enddarm) bei chronischer Prostataentzündung mit guten Erfolgen verabreicht.

Wirkungsmechanismen

In der Frauenheilkunde setzt man auf die thermischen, entzündungshemmenden und antimikrobiellen Wirkungsmechanismen des Moors und auf die Stimulation des Hormonhaushalts, Stoffwechsels und des vegetativen Nervensystems durch das Zusammenspiel seiner Inhaltsstoffe. Die Wirkung erfolgt einerseits durch die Lokalwirkung der sauren Moor-Peloide, andererseits durch die lokale Temperaturwirkung am gewünschten Zielort.

Um zum Beispiel einen regelmäßigen Zyklus mit Eisprung zu erhalten, kann mit Moor die Hirnanhangdrüse aktiviert werden. In einer 1998 durchgeführten Untersuchung der Universitätsfrauenklinik München konnte noch drei Monate nach der kurmäßigen Anwendung von insgesamt 12 Moorbädern eine Stimulation der betreffenden Hormonzyklen (Estradiolsynthese) und eine Normalisierung nachgewiesen werden (bei Gonadotropinen, Prolaktin, Dehydroepiandrosteron und Cortisol). Abhängig vom verwendeten Moortyp ist die hormonelle Wirkung beim Östrogen und bei Follikelreifungsstörungen. Die Wärmetherapie stimuliert die Funktion der Eierstöcke und bietet somit eine sanfte Alternative zu In-vitro-Fertilisation und Intra-Cytoplasmatischer Spermien-Injektion bei unerfülltem Kinderwunsch – mit einer Erfolgsrate von immerhin gut 50 %!

herapeutische Anwendungsgebiete und Heilanzeigen ei Frauenkrankheiten (Lüttig, 2003)

terilität, Funktionsstörungen, Entzündungen, Verklebungen oder ungenügende Ausbildung der ierstöcke, unterentwickelte Gebärmutter, Verwachsungen, Störungen durch Narben oder nach perationen, Zustand nach Karzinom-Therapie, Zyklusstörungen, Periodenschmerzen, Herpes- nd Papilloma-Virus-Infektion, entzündlicher Fluor vaginalis und cervicalis, Juckreiz, altersbe- ingter Gewebsschwund, klimakterisches Syndrom, Reizblase, Kreuzschmerzen, z.B. bei Knochen- rkrankungen (Osteoarthropathie).

egenanzeigen

ufgeführt werden laut Deutschem Bäderkalender akute Entzündungen, Endometriose, Genital- uberkulose, Schwangerschaft, starke Menstruation (Hypermenorrhoe) und bösartige Tumore. **linweis:** Diese Gegenanzeigen beziehen sich in der Regel auf die kurmäßige Anwendung von Moorbreibädern! Moderne, schonendere Mooranwendungen (Teilbäder, Wickel, lokale Auflagen nd Kompressen, auch als Kaltanwendung oder Trinkkur), die häufig eine vertretbare Alternative ind, werden hier nicht berücksichtigt. Aus der modernen Forschung liegen positive Berichte zur Moorbehandlung bei Endometriose sowie in der Krebsnachsorge vor. Auch spricht nichts lagegen, dass werdende Mütter bei Rückenverspannungen lokale Moorpackungen applizieren. lären Sie im Zweifelsfall mit Ihrem Arzt, welche Verfahren für Sie geeignet sind!

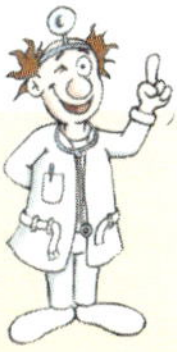

Unerfüllter Kinderwunsch

Sterilität / Unfruchtbarkeit ist ein sehr komplexes Geschehen im biologischen Zusammenspiel zwischen Mann und Frau, das verschiedenste körperliche und psychische Ursachen haben kann. Neuesten Statistiken zufolge bleiben trotz moderner Verfahren 50 % aller Sterilitätsbehandlungen erfolglos. Von Sterilität spricht man erst dann, wenn eine Frau trotz ausreichenden sexuellen Kontakts innerhalb von 2 Jahren nicht schwanger wird. Neben anlagebedingten Fehlbildungen bei Mann und Frau spielen viele im Lebensverlauf erworbene Faktoren eine Rolle.
„Moorbaby" – so nennt man die nach erfolgreichen Moortherapien geborenen Babys. In unzähligen Fällen ist nach einem oder mehreren Kuraufenthalten in einem Moorbad* der langgehegte Kinderwunsch endlich in Erfüllung gegangen.

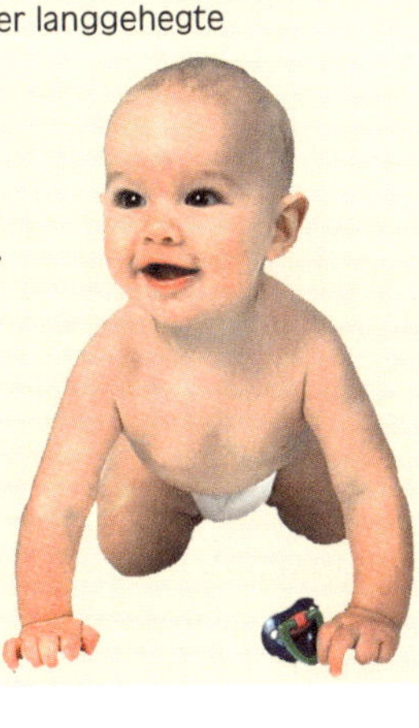

Heute weiß man, dass die Erfolgsaussichten größer sind, je früher mit der Moortherapie begonnen wird, und die Chancen auf Erfolg steigen deutlich bei mehrmalig durchgeführter Moorkur.

Ärzte und Patientinnen sollten also frühzeitig ans Moor denken und keine wertvolle Zeit verstreichen lassen. Denn Moor, in Form von Bädern, Packungen und Tampons hilft bei vielen Formen von Sterilität (der Fachmann spricht von funktionellen Formen der Sterilität).

*siehe Kapitel 4 - Service - Adressen, Links, Quellen.

Christa Klickermann im Gespräch mit Dr. med. Wolfgang Jentsch*, Leiter der Gynäkologischen Abteilung der Städtischen Reha-Kliniken Bad Waldsee-Therme*. Dr. Jentsch arbeitet seit zwölf Jahren bei einer Vielzahl gynäkologischer Beschwerdebilder mit Moor.

Bei welchen Indikationen setzen Sie, generell und in Ihrer Klinik, im gynäkologischen Bereich auf die Wirkungen von Moor?

Dr. Jentsch: Moor wird zur Heilung im nachakut-entzündlichen Stadium, zur Stoffwechsel- und Hormon-Stimulation, zur Vor- und Nachsorge bei Krankheiten und Operationen bei folgenden Indikationen, häufig auch in kombinierter Moortherapie mit inneren und äußeren Anwendungen eingesetzt:

- Zyklusstörungen, wie schmerzhafte Regelblutungen, Ausbleiben der Regel
- nach akuten Entzündungen im kleinen Becken
- funktionelle Beschwerden und beginnende Erkrankungen in den Wechseljahren, z.B. Schlafstörungen, Juckreiz, Harninkontinenz, Stoffwechselstörungen, Bluthochdruck, Blasenentzündung, Reizblase, chronische Beckenbindegewebsentzündung
- zur Linderung vegetativer Beschwerden wie Hitzewallungen, Schweißausbrüche, Nervosität und Schlafstörungen
- PMS - Prämenstruelles Syndrom
- Entzündungen der Eileiter und des Genitalapparates (postakut)
- libidinöse Funktionsstörungen
- Osteoporose
- Anschlussheilbehandlungen nach gynäkologischen Operationen, wie z.B. Scheidenplastik (nach Abschluss der Wundheilung).
- Störungen des vegetativen Nervensystems, Stress, Erschöpfung
- gynäkologische Kreuzschmerzen
- Sterilität, sofern nicht Endometriose die Ursache dafür ist
- (Chronische) Kolpitis – Scheidenentzündungen

Kontraindiziert sind warme Moorbäder bei allen akut entzündlichen Erkrankungen, Endometriose, Myomen und malignen Prozessen. Bei akuten Entzündungen wenden wir Moor kalt an. Eine Moortherapie wird auch nicht bei schweren Erschöpfungszuständen eingesetzt. Hier beginnt man mit leichten Solebädern und kann erst später auf Moorbäder umsteigen. Beim prämenstruellen Syndrom (PMS) setzen wir vor allem auf das Moorbad. Die bakterizide und fungizide Wirkung von Moor nutzen wir vor allem bei entzündlichen Erkrankungen wie Scheidenentzündungen.

Moorbreibad, Moorpackung, Moorwickel, Moortamponaden, Moorhose – sind das die gängigsten Anwendungsformen in der Gynäkologie? Welche dieser Anwendungsformen kommen in Ihrer Klinik zum Einsatz?

Dr. Jentsch: Alle oben genannten Anwendungsformen werden bei uns, häufig auch miteinander kombiniert, angewendet. Zum Beispiel bei libidinösen Funktionsstörungen kombinieren wir über indestens 2-3 Wochen das Moorbad mit den örtlich wirkenden Moortamponaden. Auch sind nschlussheilbehandlungen mit Moor nach gynäkologischen Operationen nicht nur egenerierende Nachsorge, sondern auch gleichzeitig Vorsorge. Sie sollen neue Verwachsungen nd innere Narbenbildungen verhindern. **Eine nachhaltig wirkende Moorintensiv-Kur sollte indestens 4, am besten 6 Wochen dauern.**

oor regt die Bildung von Hormonen an und reguliert gestörte Hormonzyklen. Dadurch werden irnanhangdrüse, Nebennierenrinde und Eierstöcke derart stimuliert, dass eine vermehrte usschüttung weiblicher Hormone stattfindet. Beruht diese Aussage auf wissenschaftlich esicherten Erkenntnissen? Wenn ja, welche Studie belegt dies?

r. Jentsch: Moor kann die Hypophyse lediglich am Beginn der Wechseljahre bis ca. 1/2 -1 Jahr timulieren. Im Buch "Moortherapie" der Autoren GOECKE, FLAIG, KAUFFELS*, werden diese und ndere Moor-Wirkungen für den Fachanwender ausführlich beschrieben.

ne Säule bei der Therapie frauenspezifischer Leiden sind vaginale Mooranwendungen. 50° C arme Moortampons wirken ein bis zwei Stunden in der Scheide, sorgen für eine lokale ehrdurchblutung und zu einer allgemeinen Erhöhung der Körperkerntemperatur. Bei welchen dikationen sind Moortamponaden sinnvoll?

r. Jentsch: Moortamponaden sind nicht nur medizinisch eine der wertvollsten Anwendungs-ormen bei Frauenkrankheiten, sondern auch aus ökologischer Sicht. Mit einer geringen Menge oor erreicht man die im Körperinneren nur schwer erreichbaren Organe auf einfache und chnelle Weise. Um diese Wirkung mit Moorbädern zu erreichen, bräuchte es deutlich mehr oor und eine längere Anwendungsdauer. Der Moortampon ist also eine wirtschaftlich und edizinisch wichtige und zudem einfach anwendbare Therapieform, die auch jeder Gynäkologe seiner Praxis seinen Patientinnen anbieten könnte.

oor wirkt krampflösend, fördert die Bewegungsfähigkeit der Eileiter sowie den Strom der ymphe. Dadurch soll man leichte Verklebungen der Eileiter lösen können. Ist diese Aussage chtig?

r. Jentsch: Ja, dies ist eine wichtige Wirkung von Moor. Vor allem in Hinsicht darauf, dass erklebungen nicht selten auch Ursache für Sterilität sein können und man Patientinnen damit ine spätere Operation möglicherweise ersparen kann.

nmer wiederkehrende gutartige Myome – ist hier die Anwendung von Moor sinnvoll? Wenn ja, welcher Therapieform?

r. Jentsch: Nein, bei keiner Form von Myomen ist die Anwendung von Moor sinnvoll.

/ird in der Gynäkologie auch Trinkmoor eingesetzt?

r. Jentsch: Ja, in der Nachsorge, zum Beispiel zur Kräftigung nach Entzündungen und nach perationen.

Kalte Moorpackungen – bei welchen gynäkologischen Indikationen werden diese eingesetzt?

Dr. Jentsch: Bei allen akut entzündlichen Beschwerdebildern. Wobei Wickel und Packungen ähnliche Wirkungen haben. Moorkontaktpackungen werden in der Regel hinten (dorsal) und vorne (abdominal) beim Patienten angewendet.

Was sind die neuesten Erkenntnisse in Bezug auf Moor in der Frauenheilkunde?

Dr. Jentsch: Man weiß, dass Moor heute auch mehrfache gesundheitliche Wirkungsweisen im Organismus auslöst. Warum das so ist, wie genau das vor sich geht, darüber bestehen noch Unklarheiten in der medizinischen Forschung. Man weiß, dass sie über die Haut, mittels Hautpermeation eindringen. Zu dieser wichtigen Heilwirkung hat der an unserer Klinik* arbeitende Oberarzt Dr. Strauch in seiner Doktorarbeit 1997 "Hautpermeation und biochemische Wirkungen" eine interessante Untersuchung angestellt. Eine neuere gesicherte Erkenntnis ist auch die Wirkung von Moor auf die Hemmung der Prostaglandine, welche an der Schmerz- und Entzündungsbildung beteiligt sind, eine besonders für Schmerz- und Rheumapatienten wichtige Erkenntnis.

Vorsorgen mit dem Naturheilmittel Moor - wird Moor auch präventiv in der Frauenheilkunde eingesetzt? Wenn ja, in welchen Bereichen?

Dr. Jentsch: Es wäre aus medizinischer Sicht in jedem Falle sinnvoll. Doch hier geht es der Moortherapie ähnlich wie anderen traditionellen, natürlichen Therapieformen - sie läuft Gefahr auf Grund der gesamten Entwicklung im Gesundheitswesen mit Kosten- und Zeitdruck der Kassen, der Ärzte und der Therapeuten in den Hintergrund gedrängt zu werden. Die Moortherapie ist keine Einmal-Therapie. Je länger die Kurdauer, um so länger der Nachhaltigkeitseffekt. Mit Moor zu arbeiten erfordert viel Wissen und Erfahrung vom Therapeuten, und vom Patienten Geduld und Ausdauer.

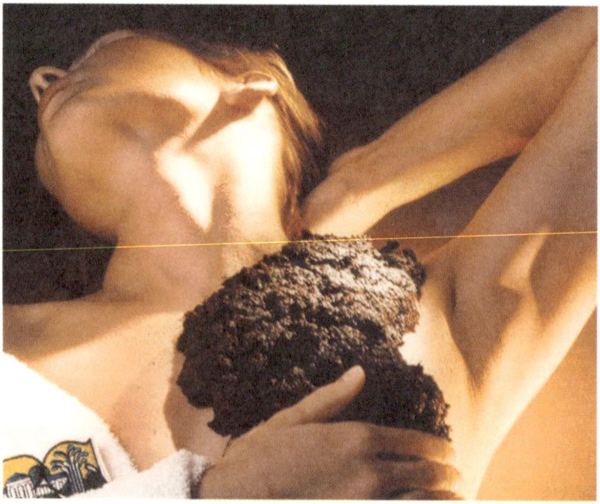

* Die Adressen unserer Interviewpartner und der Kliniken finden Sie in Kapitel 4 - Service - Adressen, Links, Quellen.

.5 Moor bei Erkrankungen der Haut

s überrascht nicht, dass auf der Liste der ußerlichen und innerlichen Awendungs-nöglichkeiten für Moore auch Erkrankungen er Haut zu finden sind.

/ahrscheinlich zählte die Heilung von Flechten nd Entzündungen im Hautbereich zu den rsten Beobachtungen, die Moorbadende berhaupt anstellten.

päter wurden positive Wirkungen auch auf ie gesunde Haut entdeckt: ie Geburtsstunde der Moorkosmetik hatte eschlagen.

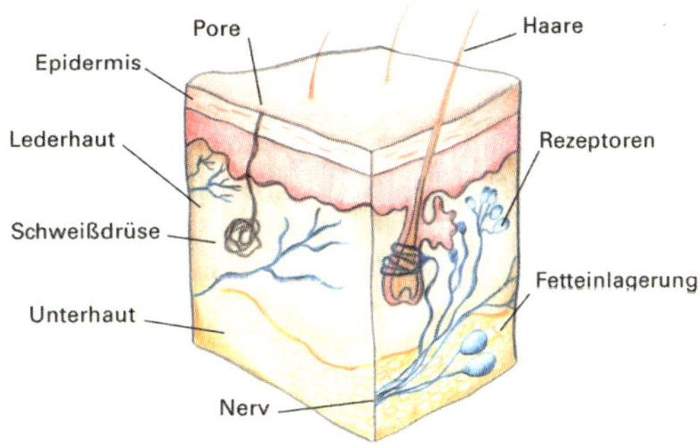

nwendungsformen

n der Dermatologie kommen überwiegend Bäder und Packungen, in kalter und warmer Form, ur Anwendung. Die Kombinationstherapie mit Trinkmoor ist hier sinnvoll, um Darmstabilisierung nd innere Entgiftung voranzutreiben. Weitere Anwendungsformen für die Hautpflege finden ie auch im Kapitel 3.8 -Moor für Körperpflege, Wellness und Kosmetik.

Virkungsmechanismen

chon Plinius der Ältere (23-79 n. Chr., Wissenschaftler, Schriftsteller und Verfasser der erühmten Enzyklopädie "Historia Naturalis") und Galenos (129-199 n. Chr., bedeutender Mediziner der Antike, auch bekannt durch seine "Vier-Säfte-Lehre") erzählten in ihren Schriften ber die positiven Wirkungen pastöser Moorauftragungen bei Verletzungen der Haut. Später rzählten moorbadende Patientinnen und Patienten, dass beispielsweise Flechten, ntzündungen sowie Akneformen sich deutlich besserten. Auch weitere störende lauterscheinungen wie unreine Haut mit Zysten und Papeln heilten im Verlauf der Mooranwendungen ab.

Mooranwendungen regen den Hautstoffwechsel an. Dafür verantwortlich ist neben den Wärme- oder Kältereizen der Austausch von Ionen zwischen dem Moor und der Haut. Durch Bäder wird die Durchblutung der Haut und der darunter liegenden Gewebe angeregt. Schlacken- und Giftstoffe sowie natürlich überschüssiges Wasser werden ausgeschieden. Die Haut wird gereinigt und kann sich leichter regenerieren. Problemzonen mit Orangenhaut (Cellulite) können ich durch eine kurmäßige Bäderanwendung sichtbar straffen, da der Kollagenhaushalt durch Huminstoffe positiv beeinflusst wird.

Die im Heilmoor gelösten Inhaltsstoffe wie Minerale, Spurenelemente, Huminsäuren sowie hormonähnliche Inhaltstoffe haben weitere vielfältige positive Effekte auf die Haut.

Die wertvollen Inhaltsstoffe im Moor
- mindern Juckreiz und Entzündung
- wirken gegen Bakterien, Viren und Pilze
- steigern Durchblutung und Hautstoffwechsel
- reduzieren die Bildung von Hautschuppen
- wirken adstringierend, glättend und gerbend und bessern die Widerstandskraft von Geweben durch die stabilisierende Wirkung auf Kollagene
- lassen Hautläsionen schneller abheilen

Im Moor enthaltene Schwefelverbindungen wirken wie auch die Huminsäuren hornhauterweichend und -lösend (keratolytisch), was sich in Verbindung mit der bakterienhemmenden Wirkung als sehr positiv bei Hauterkrankungen erweist.

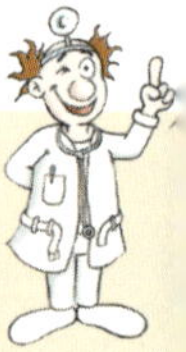

Gut zu wissen - Optimale Moorwirkung

Bei einer gezielten Behandlung der Haut mit Moorprodukten muss entsprechend der Anwendungsform die **thermische** von der **biochemischen** Wirkung unterschieden werden. **Die beiden Faktoren verschmelzen im Idealfall zu einer wirksamen Einheit.**

Therapeutische Anwendungsgebiete bei Erkrankungen der Haut (Lüttig, 2003)

- Pilzinfektionen
- Dermatitis
- Neurodermitis
- Psoriasis
- Akne
- Sonnenschutz

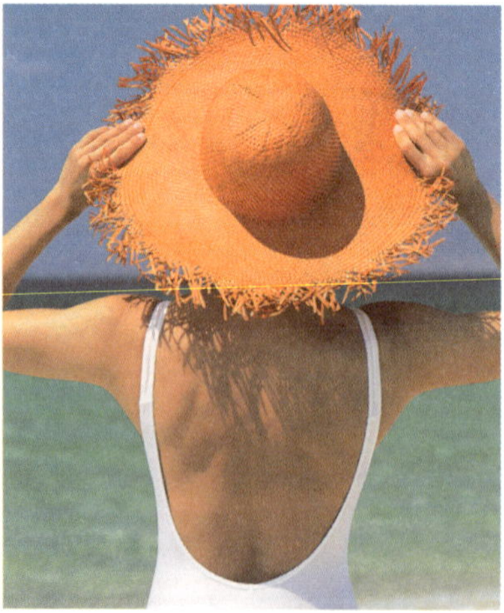

Gegenanzeigen

Aufgeführt werden laut Deutschem Bäderkalender infektiöse Hauterkrankungen durch Bakterien, Pilze oder Viren.
Hinweis: Diese Gegenanzeigen beziehen sich in der Regel auf die kurmäßige Anwendung von Moorbreibädern in entsprechenden Einrichtungen, in denen eine Übertragung dieser Infektionen auf andere Patienten zu befürchten ist.

Da Moorzubereitungen jedoch gerade gegen Bakterien, Pilze und Viren wirken, sind entsprechende Behandlungen auch zu Hause, meistens sinnvoll. Klären Sie im Zweifelsfall mit Ihrem Arzt, welche Verfahren für Sie geeignet sind!

r. med. Petra Wenzel im Gespräch mit Frau Prof. Dr. rer. nat. habil. enate Klöcking, Leiterin der Sektion IV, der Deutschen Gesellschaft ür Moor- und Torfkunde. Frau Prof. Klöcking befasst sich seit vielen ahren mit der Erforschung von Moorinhaltsstoffen und ihren Virkungen, zunächst an der Universität Rostock, später an der ledizinischen Akademie Erfurt und seit 1994 an der Universität Jena.

Vas ist der Schwerpunkt Ihrer Forschungsarbeiten hinsichtlich der Anwendung von Moorzubereitungen beim Menschen?

Prof. Klöcking: In unserer Forschung stehen die biologischen Wirkungen der Huminstoffe, zu denen ja auch die Huminsäuren gehören, im Mittelpunkt. Darüber hinaus arbeiten wir an Methoden, mit denen diese Substanzen noch besser analytisch nachgewiesen und harakterisiert werden können. Hinsichtlich des potenziellen Nutzens für den Menschen onzentrieren wir uns auf die Einsatzmöglichkeiten von Huminstoffen auf der Hautoberfläche. ntensiv befasst haben wir uns in den zurückliegenden Jahren mit der antiviralen Wirkung on Huminsäuren, aber auch andere, neuere Gebiete werden erschlossen.

Können Sie uns Beispiele Ihrer jüngsten Untersuchungen beschreiben?

Prof. Klöcking: Auf der Jahrestagung der Deutschen Gesellschaft für Moor- und Torfkunde 2003 n Bad Wurzach haben wir zwei Arbeiten unserer Forschungsgruppe vorgestellt. Ein Thema efasste sich mit der Sonneneinstrahlung auf die Haut und natürlichen Schutzmöglichkeiten. Es st bekannt, dass kurzwellige UVB-Strahlen entzündungs- und krebsauslösend wirken können. Der menschliche Körper schützt sich dagegen durch die Bildung von Melanin. Je nach Hauttyp ist die Fähigkeit zur Melaninsynthese aber sehr unterschiedlich ausgeprägt. Einige Forscher vermuten nun, dass Huminsäuren ähnlich aufgebaut sind wie Melanin. Und in der Tat konnten wir nachweisen, dass Stoffe vom Huminsäuretyp menschliche Zellen vor UVB-Strahlen schützen und dabei wie ein Filter wirken. Wie Untersuchungen schon in den achtziger Jahren gezeigt haben, bilden Huminsäuren in der Hornschicht der Haut ein Reservoir und entfalten vermutlich hier ihre Schutzwirkung. Nur geringe Mengen dringen tiefer in die Haut ein. Huminsäurehaltige Zubereitungen könnten daher künftig einen besonderen Stellenwert als naturnahe Sonnenschutzmittel erhalten.

Ein anderes Thema ergab sich aus der Beobachtung, dass Huminsäuren, vergleichbar zum Beispiel mit Heparin, gerinnungshemmende Eigenschaften besitzen. Wir haben uns die Angriffspunkte der Huminsäuren im menschlichen Gerinnungssystem jetzt genauer angeschaut und interessanterweise neben Übereinstimmungen auch Unterschiede zwischen Huminsäuren verschiedener Herkunft festgestellt. Es gilt also nicht nur der Lüttigsche Satz 'Torf ist nicht gleich Torf', sondern auch 'Huminsäure ist nicht gleich Huminsäure', obwohl diese große Gruppe von Naturstoffen viele Gemeinsamkeiten aufzuweisen hat. Dennoch: Da Huminsäuren auch antientzündlich wirken und Gerinnsel auflösen können, wird die Untersuchung entsprechender Zubereitungen im Hinblick auf die Behandlung oberflächlicher Venenentzündungen weiterhin ein interessanter Forschungsgegenstand sein.

Sind die Ergebnisse, die Sie mit isolierten Torfinhaltsstoffen beschreiben, auf die Anwendung von komplex zusammengesetzten Torfextrakten übertragbar?

Prof. Klöcking: Dies ist eine Frage, die sich nicht pauschal mit Ja oder Nein beantworten lässt. Prinzipiell sind die Ergebnisse natürlich übertragbar, sofern die isoliert untersuchten Inhaltsstoffe in entsprechender Konzentration auch im Torfextrakt bzw. im Endprodukt vorhanden sind. In Wirklichkeit enthält Torf aber noch andere Huminstofffraktionen sowie unterschiedliche Mengen an Nichthuminstoffen, deren Gesamtheit erst die Wirkung eines Torfextraktes ausmacht. Hinzu kommt der Einfluss bestimmter Zubereitungsformen und Bearbeitungsmechanismen. Es ist daher immer erforderlich, neben einzelnen Inhaltsstoffen auch die Wirksamkeit des Gesamtextraktes bzw. der speziellen Torfpräparation im Auge zu behalten. Im Zweifelsfall sollte man die Hersteller um Auskunft bitten, die die Zusammensetzung und die Wirkung ihrer Produkte untersucht haben. Dies gilt auch für die Anwendung von Moorschwebstoffen, die eine Zwischenstellung zwischen dem klassischen Moorbreibad und den isolierten Wirkstoffen eines Torfextraktes einnehmen.

Wie beurteilen Sie den Stellenwert natürlicher Extrakte oder isolierter Inhaltsstoffe gegenüber synthetisch hergestellten Substanzen?

Prof. Klöcking: Bei den synthetischen Substanzen handelt es sich um huminsäureähnliche Polymere, die entweder aus phenolischen Verbindungen oder aus Kohlenhydraten und Aminosäuren oder aus allen drei Komponenten hergestellt werden. Die für Forschungszwecke und für eine mögliche medizinische Anwendung synthetisierten Substanzen haben den Vorteil, dass sie ressourcenschonend produziert werden können und ihre Zusammensetzung in engen Grenzen reproduzierbar ist. Darüber hinaus kann durch Variierung der Ausgangssubstanzen der Wirkstoff entsprechend dem angestrebten Ziel optimiert werden. Beispielsweise wurden an dem für den Lippenherpes verantwortlichen Herpes-simplex-Virus Typ 1 über 30 verschiedene synthetische Huminsäuren getestet.

Natürliche Torfzubereitungen sind untereinander nicht identisch, da sich ihre Zusammensetzung je nach Herkunft, Alter und Zubereitungsform des Torfes unterscheidet. Sie zeichnen sich aber oft durch sehr gute Verträglichkeit aus, die ihre Anwendung im Bereich Kosmetik und Wellness besonders attraktiv macht.

Hinzu kommt, dass wir bei weitem noch nicht alles im Reagenzglas nachbauen können, was im Torf an möglichen Wirkstoffen enthalten ist und was die Wirkung von Torfzubereitungen ausmacht. Auch die in der klassischen Moortherapie eingesetzten Moorbäder und Packungen werden weiterhin ihren hohen Stellenwert behalten, da bei dieser Therapieform die physikalische Wirkung des Torfes im Vordergrund steht.

* Adressen unserer Interviewpartner siehe Kapitel 4 - Service - Adressen, Links, Quellen

3.6 Moor bei Erkrankungen der Inneren Organe, in der Urologie und Rehabilitationsmedizin

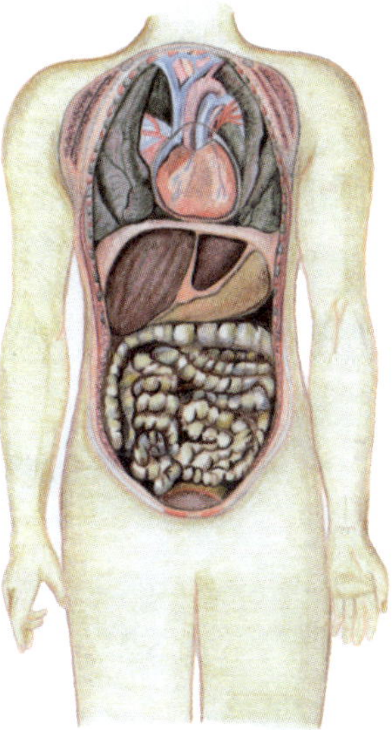

Moorbehandlungen wurden zunächst durch ihre Erfolge bei rheumatischen und Hauterkrankungen sowie Frauenleiden bekannt. Neue Erkenntnisse aus der Grundlagenforschung über die Wirkungen einzelner Bestandteile der Moortherapeutika sowie die Entwicklung moderner Darreichungsformen untermauern den Stellenwert der Moortherapie auch in anderen Bereichen, wie beispielsweise der **Urologie, Rehabilitationsmedizin und der Immunologie**.

Nicht selten wird durch eine langwierige medikamentöse Behandlung im Zuge einer schweren bzw. chronischen Erkrankung das Immunsystem geschädigt. Hier gilt es noch viele Zusammenhänge zu erforschen, und eine effektive Vor- und Nachsorge für die Betroffenen ist vonnöten. **Das natürliche Heilmittel Moor wird hier in Zukunft eine wichtige Rolle spielen, ebenso wie bei der Behandlung der immer häufiger auftretenden Zivilisationskrankheiten, welche durch noch zu erforschende Biostimulationsmängel verursacht werden.**

Anwendungsformen

Zur Behandlung von Erkrankungen der Inneren Medizin werden überwiegend Bäder, Packungen und Wickel, oft in Verbindung mit einer Trinkkur eingesetzt. Positive Erfahrungen liegen nicht nur mit ursprünglichen Moorzubereitungen, sondern auch mit Extrakten aus Moor vor.

Wirkungsmechanismen

Bei Mooranwendungen in der Inneren Medizin werden thermische Aspekte einer Moorbehandlung ebenso genutzt wie die biochemischen Wirkungen (schmerzstillend, krampflösend, entgiftend, immunstimulierend usw.).

Jedes Anwendungsgebiet fordert spezielle Behandlungsformen mit Moorprodukten, welche oft hervorragend mit anderen Behandlungen kombiniert werden können. In vielen Fällen ist es möglich, durch die zusätzliche Anwendung von Moortherapien die Belastung der Patienten mit chemischen Arzneimitteln deutlich zu vermindern oder gar zu vermeiden.

Studienergebnisse zur Wirkung auf das Immunsystem

Die Arbeitsgruppen um Prof. Tolpa, Breslau, und Marek Dabrowski, Warschau, Institut für Militärhygiene, untersuchten Moorextrakte zum Einnehmen hinsichtlich ihrer Wirkung auf das Immunsystem. Das überraschende Ergebnis: Die positive Wirkung war um so ausgeprägter, je erschöpfter das Immunsystem zuvor war! Mehrere Publikationen zitierten auch gute

Behandlungserfolge bei Patienten mit chronischer Nasennebenhöhlenentzündung, wiederkehrenden Infektionen der Atemwege, sowie bei Asthma. (1999, BEER, LÜTTIG, & LUKANOV). Die Einnahme von Moorextrakten konnte bei einem großen Teil der Patienten mit einer Virushepatitis B (an-steckende Leberentzündung) verhindern, dass sich daraus ein chronischer Leberschaden entwickelte.

Studienergebnisse zur Wirkung auf den Magen-Darm-Bereich

Zwei bekannte Moorkundige aus Österreich, Prof. Kosmath, Feldkirch-Vorarlberg, und Prof. Otto Stöber (gest. 1990), Moorbad Neydharting-Oberösterreich, entwickelten bereits 1950 erste Trink moore. Trinkfertiges Moor ist eine schwarze, fast völlig geruch- und geschmacklose Flüssigkeit. Sie bildet auch nach längerem Stehen keinen Bodensatz, und ist mit einem pH-Wert von 7 neutral.

Untersuchungen der Inhaltsstoffe bestätigten adstringierende, absorbierende und entzündungshemmende Eigenschaften des Moorschwebstoffs. Im Blut konnten durch die Trinkkur Veränderungen der Bluteiweiße, der Immunglobuline und der Fette nachgewiesen werden. Im Zwölffingerdarm fand sich ein Einfluss auf die Zusammensetzung der Verdauungsenzyme Diastase und Trypsin. Aufgrund dieser Voruntersuchungen sowie der ersten positiven Erfahrungen bei Patienten mit Magenschleimhautentzündungen und -geschwüren wurde der Behandlungserfolg im Wilhelminenhospital Wien (HAMMERL, MARKTL, 1994) in genauen Untersuchungen objektiviert. Untersucht wurden dabei der pH-Wert im Magensaft und die Magenschleimhaut selber; es wurden Röntgenkontrollen, Darmspiegelungen und Messungen des pH-Wertes im Rektum durchgeführt. Die Bildung von Magensäure wurde bei länger dauernder Einnahme des Trinkmoores normalisiert, wodurch die Schmerzen der Patienten abnahmen. Die Untersuchung der Magenschleimhaut zeigte dann auch einen Rückgang der entzündlichen Veränderungen. Diese Normalisierung hielt auch längere Zeit nach Beenden der Trinkkur an.

Ein Gutachten (MARKTL, 1994) bestätigte, dass bei einer Moor-Trinkkur physikalisch-chemische Wirkungen auftreten, wobei aber auch die spezielle Beschaffenheit der Lösung wichtig ist. Es wurde eine Verminderung pathogener Keime sowie eine Besserung der Entzündungsparameter (hier: eosinophile Granulozyten) nachgewiesen. In der Klinik wurde das Trinkmoor in der Regel etwa 20 Minuten vor den Mahlzeiten verabreicht. Verordnet wurden ein- bis dreimal täglich zwei Esslöffel in einem halben Glas Wasser. Patienten mit Neigung zu Verstopfung erhielten pflanzliche Abführmittel, sofern eine Dosisminderung nicht ausreichend war.

Nach den Erfahrungen in Wien sowie von anderen Untersuchern an über 2.300 Patienten hat sich die Trinkkur bewährt bei Magen- und Zwölffingerdarmgeschwüren, Magenschleimhautentzündungen nach Magenresektionen, bei chronischer Enteritis sowie Colitis (Darmentzündungen). Positiv war die Trinkkur auch in Fällen sehr schwerer Darmentzündung (Colitis gravis), bei der die Schleimhaut stark geschwollen und mit Blut und Schleimauflagerungen bedeckt ist. In diesen Fällen wurde die Trinkkur mit Einläufen mit Moor ergänzt. Parallel zur klinischen Besserung normalisierte sich der im Darm gemessene pH-Wert. Die Arbeitsgruppe weist darauf hin, dass die Patienten die Therapie auch nach dem Verschwinden der Beschwerden fortsetzen sollten, da die Schleimhäute selbst bei objektiv besserem Befinden noch entzündliche Veränderungen aufweisen können.

Therapeutische Anwendungsgebiete und Heilanzeigen (Lüttig, 2003)

Innere Medizin

- Magen- und Darmentzündung, Colitis
- Magen- und Zwölffingerdarmgeschwür
- Gastroenteritische Schwäche
- Hormonell ausgelöste Stoffwechselstörungen mit Adipositas oder Magersucht
- Leberschäden, Gallenschäden
- Hepatitis B
- Bronchialerkrankungen, bei Verdacht auf rezidivierende Bronchitis (immer wiederkehrende)
- Kreislaufdysregulation
- Gicht

Urologie

- Nierenschädigungen
- Prostatitis

Rehabilitationsmedizin

- Regenerations- und Abwehrschwäche im Allgemeinen
- Immunmodulatorische Schäden
- Kontaminationsschäden (Pestizide, Nukleide, Kampfstoffe)
- Biostimulationsmängel
- Zustand nach neoplastischen Operationen
- Zustand nach Unfallschäden
- Nachbehandlung degenerativer Schäden am Bewegungsapparat

Gegenanzeigen

Aufgeführt werden laut Deutschem Bäderkalender akute Erkrankungen, die im Krankenhaus behandelt werden müssen (Blutungen, akute Darmerkrankungen usw.), akute Virushepatitis, akute Entzündungen der Bauchspeicheldrüse oder Gallenblase, infektiöse Darmerkrankungen, Darmverschluss, bösartige Tumore, entgleister Diabetes, dekompensierte Schilddrüsenüberfunktion, offene Lungentuberkulose, akute entzündliche Erkrankungen der oberen und unteren Luftwege, Herzklappenfehler, dekompensierte Erkrankungen, akut entzündliche Herz- und Arterienerkrankungen, akute Thrombose und Thrombophlebitis, akuter Schlaganfall, cerebrovaskuläre Blutungen, akute Erkrankungen der Nieren, Urogenitaltuberkulose.

Hinweis: Diese Gegenanzeigen beziehen sich in der Regel auf die kurmäßige Anwendung von Moorbreibädern! Moderne, schonendere Mooranwendungen (Teilbäder, Wickel, lokale Auflagen und Kompressen, auch als Kaltanwendung, Trinkkur), die meistens eine vertretbare Alternative sind, werden hier nicht berücksichtigt. Klären Sie im Zweifelsfall mit Ihrem Arzt, welche Verfahren für Sie geeignet sind!

Frau Dr. med. Petra Wenzel im Gespräch mit Dr. Elmar Pokorny, Facharzt für Innere Medizin, Wien*. Dr. Pokorny setzt seit 2 Jahren Moor bei unterschiedlichen internistischen Krankheitsbildern ein.

Welches sind die Haupteinsatzbereiche für Mooranwendungen in Ihrer Praxis? Welche Darreichungsformen empfehlen Sie?

Dr. Pokorny: Das Haupteinsatzgebiet in meiner Praxis sind Reizdarmzustände (Colon irritabile) und Divertikulose bzw. Beschwerden durch Entzündungen (Divertikulitis). Hier setze ich die Moortrinkkur mit großem Erfolg ein. Vorbeugend empfehle ich Patienten, die unter einer Divertikulose leiden, eine prophylaktische Einnahme der Moortrinkkur zur Verhinderung von Entzündungen. Ebenfalls sinnvoll ist die Einnahme der Moortrinkkur für Patienten mit einer Magenschleimhautentzündung. Die Beschwerden sind deutlich weniger, die Heilung setzt schneller ein. Bei funktionellen Magen-Darm-Beschwerden verabreiche ich auch Moorpackungen auf einer Softpackliege. Patienten mit rheumatischen Erkrankungen empfehle ich u.a. Trinkkuren im Zusammenhang mit äußeren Mooranwendungen. Bewährt hat sich auch die äußerliche Mooranwendung von Moorsalbe, z.B. bei Patienten mit einer Venenentzündung.

Wie lange sollte eine Moor-Therapie durchgeführt werden?

Dr. Pokorny: In jedem Fall muss die Therapie bei Erkrankungen der Magen-Darm-Schleimhaut über die Beendigung der subjektiven Beschwerden hinaus fortgesetzt werden, damit die Schleimhaut vollständig abheilen kann. Wenn die Beschwerden gebessert sind, kann die Dosierung der Moortrinkkur langsam vermindert werden.

Welchen Patientengruppen raten Sie zu einem prophylaktischen Einsatz?

Dr. Pokorny: Die besten Erfahrungen habe ich mit dem vorbeugenden Einsatz der Moortrinkkur bei Patienten mit funktionellen Magen-Darm-Störungen gemacht. Die Beschwerden treten viel seltener auf, die Betroffenen haben eine deutlich höhere Lebensqualität. Auch konnte ich beobachten, dass Patienten mit einer Laktoseunverträglichkeit ihre strengen Diätvorschriften lockern können, wenn sie die Moortrinkkur verwenden. Für diese Menschen stellt das zweifellos eine große Erleichterung im Alltag dar.

Wie beurteilen Sie den Stellenwert der Mooranwendungen in der Zukunft?

Dr. Pokorny: Immer mehr stehen vor allem junge Menschen einer rein schulmedizinischen Behandlung mit chemisch-synthetischen Arzneimitteln skeptisch gegenüber. Wo es irgend vertretbar ist, wünschen sie eine Behandlung mit den besser verträglichen Naturmitteln. Die Mooranwendungen und gerade das Trinkmoor können bei einem breiten Spektrum von Erkrankungen eingesetzt werden. Gerade in der heutigen Zeit sprechen sich die Erfolge mit diesen Mitteln und deren Verträglichkeit unter den Patienten herum, die diese Behandlungsform auch zu Recht verlangen.

* Adressen unserer Interviewpartner und der Kliniken finden Sie in Kapitel 4 - Service.

.7 Moor in der Natur- und Erfahrungsheilkunde

Die Begriffe Naturheilkunde und Erfahrungsheilkunde werden oft gleichbedeutend benutzt. Naturheilkunde betont die Herkunft der verwendeten Verfahren und Heilmittel, eben aus der Natur. Erfahrungsheilkunde besagt, dass entsprechende Behandlungen über Generationen überliefert sind durch die praktische Anwendung am Menschen, ohne dass dafür klinische Versuche an Tieren notwendig gewesen wären. „Moderne" Wissenschaftler tun sich oft schwer mit der Natur- und Erfahrungsheilkunde, weil angeblich untermauernde Zahlen, Daten und Fakten fehlen. **Oft vergessen sie, dass nur diejenigen Heilverfahren durch Überlieferung und Mund-zu-Mund-Propaganda weitergegeben werden, die wirklich wirksam sind.** Was nicht funktioniert, verbreitet sich ebenso auf diesem Weg (oftmals sogar schneller).

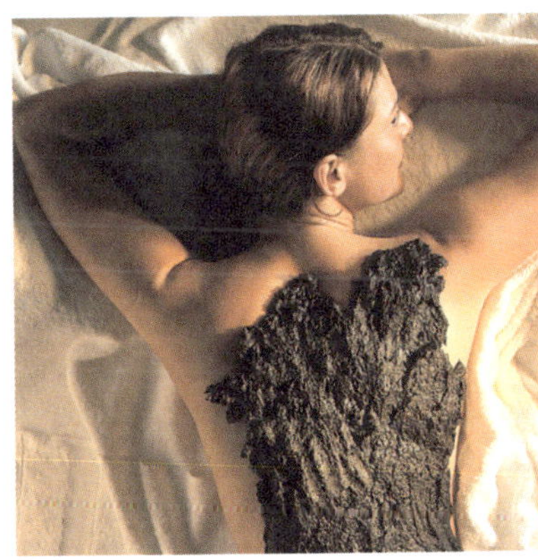

Die Berichte über positive Erfahrungen mit Mooranwendungen haben wissenschaftliche Dispute überlebt – bisher. Es ist gerade bei diesem besonderen Heilmittel mit seinen so vielschichtigen Wirkungen nicht möglich, alle Aspekte einer Behandlung und ihrer positiven Auswirkungen in einer einzigen „klinischen Studie" zu erfassen.
Eine Moortherapie beinhaltet bei richtiger Anwendung eine Vielzahl positiver Wirkungen auf den Organismus, und das ohne Nebenwirkungen. Hierauf zu verzichten, weil wenige klinische Versuche vorliegen, wäre Leichtsinn insbesondere in einer Zeit, in der viele Menschen immer mehr Wert auf eine naturnahe, ganzheitliche Behandlung legen.

Anwendungsformen

Die Moorbehandlung erfreut sich weltweit einer hohen Wertschätzung. Allerdings werden die Schwerpunkte bei der Behandlung und der Forschung in einzelnen Ländern unterschiedlich gesetzt. In Westeuropa werden überwiegend Moor-Voll- und Teilbäder eingesetzt, während in anderen Ländern eher vaginale Anwendungen oder Moorteilprodukte mit guten Ergebnissen eingesetzt werden. Einige ausländische Erfahrungen stellen sogar die hierzulande aufgeführten „Gegenanzeigen" für eine Moortherapie in Frage. Bestes Beispiel ist etwa die Endometriose, deren Nachbehandlung in osteuropäischen Ländern erfolgreich mit Moorzubereitungen erfolgt, obwohl hierzulande die Endometriose als Kontraindikation gilt.

Die intensive Forschung auf dem Gebiet der Mooranwendungen wird möglicherweise ein Umdenken auch bei anderen „Gegenanzeigen" bewirken.

Außerdem muss bei jedem Anwendungsgebiet und den Kontraindikationen berücksichtigt werden, welche Anwendungsform zum Einsatz kommt.

Viele so genannte Gegenanzeigen beziehen sich ausschließlich auf hochtemperierte Moorbreibäder und vernachlässigen die modernen zur Verfügung stehenden Anwendungen wie Schwebstoffbäder*, Moortamponaden*, Moorzubereitungen für Auflagen, Wickel und Packungen* oder das Trinkmoor*.

Eine weitere, ganz neue Anwendungsform entwickelte sich aus der Beobachtung, dass Moorzubereitungen beruhigend, ausgleichend und schlaffördernd wirken. Prof. Lüttig berichtet in diesem Zusammenhang über die Anwendung von Torfmatratzen*, welche besonders hilfreich für Menschen mit Schlafstörungen sein können.

* Siehe Herstellerhinweis in Kapitel 4 -Service - Adressen, Links, Quellen

Wirkungsmechanismen

Die Erfahrungsheilkunde zeigte schon früh, dass Mooranwendungen viele Wirkungen auf den Organismus haben, die offensichtlich nicht ausschließlich auf ihre Wärmewirkung zurückzuführen sind. Durch die genaue Beobachtung der Veränderungen bei den Mooranwendern erweiterte sich so allmählich auch das Spektrum der Anwendungsmöglichkeiten.

Inzwischen sind im Zusammenhang mit der Moortherapie viele wirksame Stoffgruppen bekannt geworden. Auch sind die Mechanismen, über die sie unsere biochemische Fabrik „Körper-Seele" wieder geordnet arbeiten lassen, vertraut. Die Frage einer möglichen Aufnahme der Wirkstoffe durch die Haut ist mittlerweile geklärt. Der Nachweis der Wirksamkeit von Moorzubereitungen gegen Bakterien, Viren und Pilze, die antientzündliche und schmerzstillende sowie die entgiftende und die immunstärkende Wirkung belegen, dass Moorzubereitungen eine Vielzahl von Störungen im Organismus beheben können. Eine Übersicht über die mittlerweile gesicherten Einsatzbereiche sehen Sie auf der gegenüberliegenden Seite.

Im Rahmen einer ganzheitlichen Therapie ist es natürlich sinnvoll, äußere und innere Anwendungen miteinander zu kombinieren, um den bestmöglichen Effekt zu erzielen.

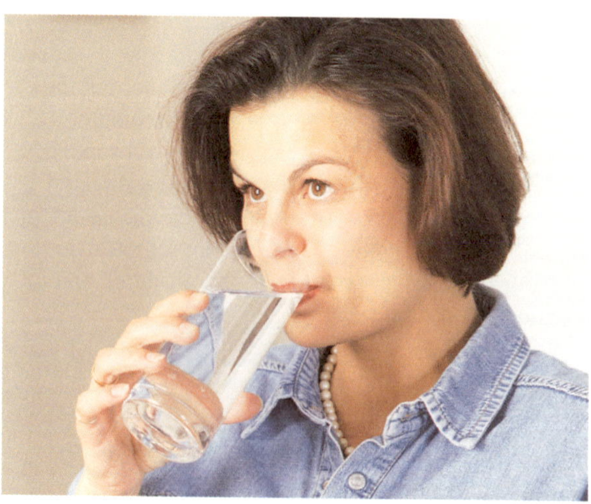

Während einer Moorkur sollten Sie besonders viel, mindestens 3 Liter, über den Tag verteilt trinken. Der Stoffwechsel ist während einer Moorkur besonders aktiv, Giftstoffe werden verstärkt aus dem Körper ausgeschieden.

Besonders bewährt hat sich die **Kombination Moortrinkkur und Heilwasser-Trinkkur**. Beide natürlichen Heilmittel ergänzen sich ausgezeichnet in ihren Wirkungen.

Übersicht bekannter Einsatzbereiche in der Humanmedizin (mod. nach Lüttig, 2003)

Erkrankungen des Bewegungs- und Stützapparates

- Degenerative und entzündliche Gelenkerkrankungen (z.B. Arthrose, Rheuma, Morbus Bechterew)
- Wirbelsäulen- und Knochenerkrankungen (z.B. Osteoporose)
- Nervenerkrankungen (z.B. Ischialgie)
- Muskelerkrankungen (Weichteilrheuma, Muskelschwund)

Innere Medizin

- Verdauungsschwäche, Übersäuerung
- Entzündungen des Magen-Darmtraktes
- Hormonell ausgelöste Stoffwechselstörungen mit Adipositas oder Magersucht
- Leber- und Gallenschäden
- Bronchialerkrankungen, bei Verdacht auf immer wiederkehrende Bronchitis
- Kreislaufdysregulation
- Gicht

Urologie

- Nierenschädigungen
- Prostatitis

Gynäkologischer Kreis

- Beschwerden durch Menstruation und Wechseljahre
- Hormonelle Störungen, Sterilität
- Unterfunktion der Eierstöcke und Eileiter
- Verwachsungen und Verklebungen im Bauchraum
- Infektionen (Herpes- und Papilloma-Virus-Infektion, entzündlicher Fluor vaginalis und cervicalis)
- Scheidenprobleme durch Altersatrophie (Gewebsschwund), Pruritus vulvae (Juckreiz)
- Reizblase
- Postoperative Syndrome, Zustand nach Karzinom-Therapie

Dermatologischer Kreis

- Erkrankungen, bei denen eine antiphlogistische und antiinflammatorische Beeinflussung gewünscht wird
- Erkrankungen durch Bakterien, Viren, Pilze (Dermatitis)
- Neurodermitis, Psoriasis und Akne
- Sonnenschutz

Augenheilkunde/Ophthalmologie

- Infektiöse Augenerkrankungen im topischen Bereich
- Ulcus corneae (Hornhautgeschwür)
- Augenblutungen
- Alters-Katarakt-Vorsorge (angewendet werden Tropfen aus Huminsäuren, Moorpresswasser)

Zahnerkrankungen

- Nachsorge bei Gingivitis-, Karies-, Zahnsteinbehandlung

Rehabilitationsmedizin

- Regenerations- und Abwehrschwäche im Allgemeinen
- Immunmodulatorische Schäden
- Kontaminationsschäden (Pestizide, Nukleide, Kampfstoffe)
- Biostimulationsmängel
- Zustand nach Unfallschäden und neoplastischen Operationen (Operationsfolgen)
- Nachbehandlung degenerativer Schäden am Bewegungsapparat

Erfahrungsberichte aus Grenzbereichen

Persönliche Erfahrungen aus eigenen, jahrelangen Mooranwendungen, aber auch unzählige Gespräche in den letzten Jahren mit Patienten, Moorärzten, Heilpraktikern, Herstellern und Moorkundigen möchten wir Ihnen nicht vorenthalten. Für manche Menschen war die Moortherapie ein letzter, rettender Strohhalm nach vielen gescheiterten Genesungsversuchen, für andere erwies sie sich als wunderbares Hilfsmittel für Erkrankungen unseres modernen Lebensstils, oder half ihre Schmerzen erträglich zu machen. Wir wollen damit unseren Lesern bewusst machen, dass man Moor nicht außer Acht lassen sollte, auch wenn so manch andere Behandlungsform schon ergebnislos versucht wurde.

Persönliche Aussagen von Moorpatienten

Ein kriegsverletzter Mann mit schwerster Arthrose:
"Ich komme seit 11 Jahren zur Moorkur nach Bad Wurzach. Meine Hände sind kaum mehr zu gebrauchen und ich musste deswegen in Frührente gehen. Ich habe nach einer Moorkur wieder für ca. 1-2 Jahre Lebensqualität, kaum Schmerzen, und kann meine Finger bewegen."

Eine Frau mit schwerster Silikonvergiftung:
„Seit über 10 Jahren habe ich einen Leidensweg von Arzt zu Arzt hinter mir. Niemand erkannte, dass die vor 10 Jahren nach einer Brustkrebs-OP eingesetzten Implantate Risse hatten und das Silikon meinen Körper vergiftete. Ich war kurz vor dem Tod, konnte nicht mehr gehen, mein ganzer Körper war ein einziger unerträglicher Schmerz. Seit einem Jahr mache ich bei einem Naturarzt eine Entgiftungstherapie und wurde nun hierher zur Moorkur geschickt. Stellen Sie sich vor, ich bin erst wenige Tage hier, hatte erst wenige Mooranwendungen und konnte gestern bereits in den Ort zum Einkaufen gehen. Unvorstellbar wäre dies vor einem Jahr gewesen. Ich hatte schon mit dem Leben abgeschlossen."

Eine Frau, die nach der Geburt ihres Kindes Depressionen und Nervenentzündungen in den Beinen bekam: "Ich weiß, dass Depressionen nach Geburten normal sind. Als bei mir diese aber nicht mehr aufhörte, empfahl mir mein Arzt abzustillen und verordnete mir leichte Anti-Depressiva. Darauf hin bekam ich arge Nervenschmerzen und konnte kaum mehr meine Beine bewegen. Ob ich ging oder ruhte, meine Beine taten immer weh. Von einer Bekannten hörte ich von Moor. Ich machte eine Moorbade- und Trinkkur. Nach wenigen Tagen verspürte ich schon eine erste Schmerzlinderung. Nach 2 Wochen waren die Schmerzen vollkommen weg. Und mit den Schmerzen verflogen auch immer mehr meine Depressionen. Als ich dies meinem Arzt erzählte, glaubte er mir nicht und meinte: ‚Das wäre auch von alleine weg gegangen. Nach einer Geburt braucht der Körper eben manchmal Zeit um zu regenerieren.' Heute kure ich vorsorglich zweimal im Jahr mit Moor. Einfach so für meine Gesundheit."

Eine Frau mit Fersensporn:
"Der ARD-Fernseharzt Prof. Bankhofer empfahl in einer Zeitschrift eine Moorcreme bei Fersensporn. Ich habe sie beim Hersteller bestellt. Dieser hat mir ergänzend zur Creme auch Moor-Fußbäder empfohlen. Nach nur drei Wochen war mein seit über einem Jahr schmerzender Fersensporn fast völlig verschwunden."

in Patient mit Morbus Crohn:
Mit der regelmäßig eingenommenen Moor-Trinkkur halte ich meine entzündlichen Schübe gut n Zaum. Auch wenn der Geschmack anfangs erst einmal gewöhnungsbedürftig ist, es hilft irklich."

in Polyarthritis-Patient:
Gleich nach dem Auftragen der Moorpaste und der Moorsalbe verspürte ich eine leichte inderung. So wurde es mir im Abstand jeder Woche immer etwas besser. Die Moortrinkkur hat ür den Entgiftungsprozess gesorgt. Nach siebenwöchiger Kur bin ich die schweren Qualen los. abe morgens noch leichte Schmerzen in den Knien und Schultern. Zirka 3-4 Stunden nach nwendung, wenn die Präparate wirken, geht es mir gut."

Unsere ganz persönlichen Moor-AHA-Erlebnisse

on Christa Klickermann

eit über 10 Jahren wenden wir Moor in unterschiedlichen Formen in der Familie an. Unsere rei heute erwachsenen Kinder nutzen es in erster Linie zur Hautpflege und Immunstimulation, nein Mann und ich überwiegend zur Immunstimulation, zur Pflege von Magen-Darm und zum Erhalt unserer Beweglichkeit. Erstaunt hat uns die schnelle Wirksamkeit, bei frühzeitiger Anwendung, die wir heute auch bei akuten Entzündungen in Form von kaltem Moor nutzen. Mich persönlich begeistern die angenehmen Wechselwirkungen und Nebeneffekte, die man edoch erst wahrnimmt, wenn man Moor länger und häufiger anwendet.

Wenn's mal wieder ziept

Unser von zu vieler Schreibtisch- und Computerarbeit geplagter Rücken wird bei ersten Anzeichen mit wohltuenden Moorpackungen verwöhnt. Die schnelle, wohltuende, schmerzlindernde und entspannende Wirkung verblüfft uns immer wieder auf's Neue.

Für die kleinen Fehltritte im Leben

Fuß verknackst bei Sport, Wandern, oder Arbeit? Erst eine Moorpaste zum Auftragen und dann mit Moorcreme eincremen - so halten wir den Schmerz im Zaum. Nur wenige Tage angewendet bringen sie Linderung und Regeneration. Der Gratis-Nebeneffekt: Die Haut an den Füßen wird ganz zart.

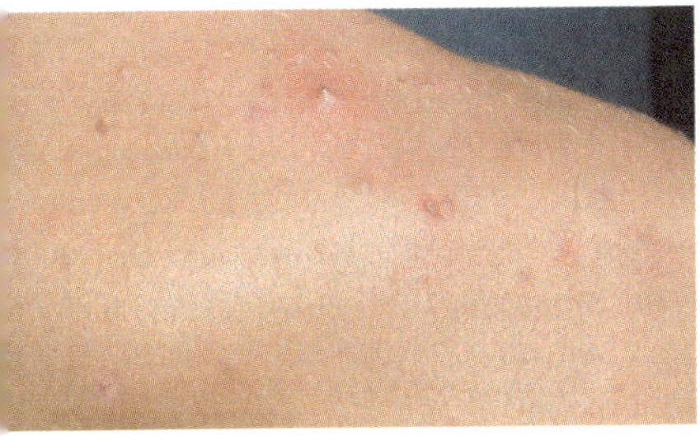

Abb. links:
Ein von Pickeln geplagter Rücken - vor der Behandlung mit Moor

Abb. rechts:
Nur wenige Moorpackungen später!

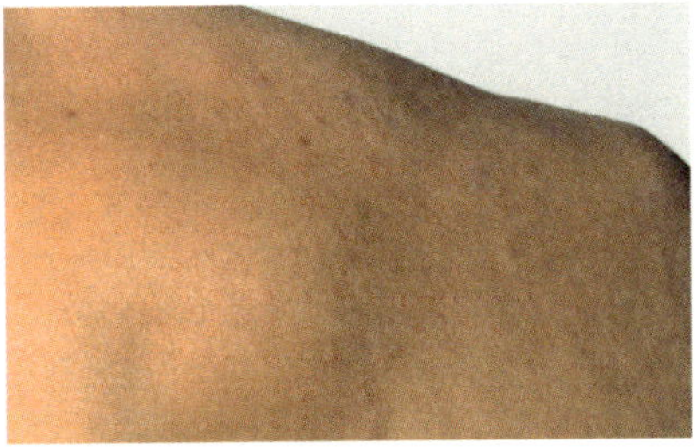

Tennisarm, steife Gelenke

Dies ist eine häufige Erscheinung von zu langer Arbeit am Computer – Moorpackungen, Moorbäder und regelmäßiges Eincremen mit Moorcreme mit Murmeltierfett verhelfen uns hier zu mehr Beweglichkeit.

Wenn der Schuh drückt

Schwielen, Fersensporn und Blasen nach dem Wandern oder sportlichen Aktivitäten können Sie „Ade" sagen. Mit einer Kur aus Moor-Fußbad und Moorcreme wird daraus erst gar kein Übel. Das Moorbad in Kombination mit der Moortrinkkur zur inneren Entgiftung kann selbst bei lästigem Haut- und Nagelpilz helfen.

Pickel

Juniors bisherige Missachtung der braunen Moorpaste verschwand urplötzlich, als er nach nur fünf Moorpackungen seine pickelfreie Haut wieder der Damenwelt präsentieren konnte.

Sonnenbrand

Bei ersten Anzeichen von zu viel Sonne – kalte Moorpaste auf den betroffenen Körperteil auftragen, und schon verspürt man die lindernde, beruhigende Wirkung. Dass man als kostenlosen Nebeneffekt damit auch noch Pickel und die lästige Mallorca-Akne los wird, Gesicht und Dekollete samtig weich und glatt erstrahlen, löst beim Blick in den Spiegel immer wieder einen „Wow"-Effekt aus.

Nervöser Magen

Ein prall gefüllter Terminkalender, zu vieles Sitzen und zu schnelles Essen – wenn der Magen sich bemerkbar macht, schafft die Moortrinkkur schnell Abhilfe. Immer griffbereit steht an Schreib- und Esstisch eine Flasche Moortrinkkur. Der angenehme Nebeneffekt hier: Reine Haut, ein intaktes Immunsystem und gute Nerven!

Für die kleinen Sünden des Alltags

Manchmal ziept und grummelt es auch im Bauch nach einem zu üppigen Abendessen, weil man aus Zeitmangel hektisch „Fast Food" heruntergeschlungen oder im Urlaub zu viel Eis gegessen hat. In diesen Fällen bringt das eine 3-4tägige Moortrinkkur wieder ins Lot. Für den Fall der Fälle begleitet uns eine Moortrinkkur immer in den Urlaub.

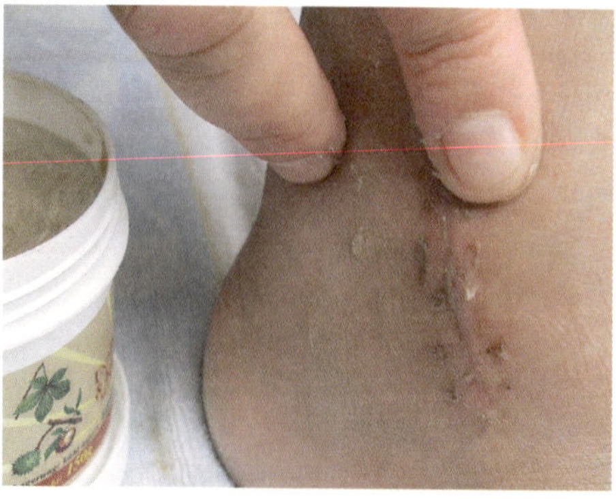

Wundheilung nach Operation

Nach einer Fußoperation wurde mehrfach eine Moor-Fußpackung verabreicht, einige Wochen wurden die Füße in Moor gebadet und täglich mit einer Moorcreme eingecremt – die Wunde war innerhalb weniger Tage abgeheilt, die Beweglichkeit schnell wieder hergestellt, Narben sieht man nur mit der Lupe. Angenehmer Nebeneffekt: Fußsohlen zart wie ein Kinderpopo.

soriasis
ei kurmäßig durchgeführter Moortrinkkur und oorpackungen kommen die Schübe seltener nd sind nicht mehr so intensiv wie früher. Mit loorkneten beuge ich auch ersten Anzeichen on steifer werdenden Fingergelenken vor und ekomme obendrein eine zarte Haut auf den änden.

chnupfen ade
n Frühjahr und Herbst regelmäßig urchgeführte Moortrinkkuren, in Verbindung nit gesunder Ernährung, Sauna und frischer uft machen uns so richtig fit für die nasskalte ahreszeit. Sie helfen auch immer dann, wenn ine besonders stressige Zeit, z.B. bei rüfungen, großen Projekten und Termindruck, evorsteht.

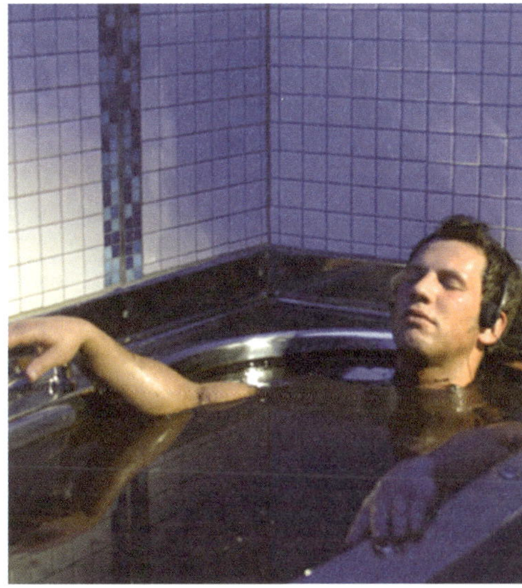

r. med. Petra Wenzel im Gespräch mit Herrn Karl Sienel, Heilpraktiker aus tephanskirchen bei Rosenheim*. Herr Sienel setzt seit über 10 Jahren Moor ei unterschiedlichen akuten und chronischen Krankheitsbildern ein.

/elches sind die Haupteinsatzbereiche für Mooranwendungen in Ihrer Praxis? Wo sehen Sie die renzen der Moortherapie?

err Sienel: Die häufigsten Anwendungsgebiete in meiner Praxis sind akute Infektionen und ntzündungen, vor allem Erkältungskrankheiten mit Bronchitis, Halsentzündungen und/oder ieber oder auch akute Magen-Darm-Erkrankungen. Die Moortherapie ermöglicht bei diesen rankheitsbildern in vielen Fällen einen Verzicht auf weitere Medikamente. Wo es dennoch otwendig ist, zusätzliche Medikamente zu verabreichen, beobachte ich regelmäßig, dass eine eutlich geringere Dosierung notwendig ist als ohne Moortherapie. Wichtig ist: Die Moortrinkkur ollte immer vor den anderen Medikamenten verabreicht werden. Viele Erkrankungen stehen nit einer gestörten Eiweißverdauung im Zusammenhang. Diese entsteht durch ungenügende roduktion von Enzymen. Die Einnahme von Moorzubereitungen wirkt sich hier sehr positiv aus. rinzipiell ist die Moortherapie meiner Erfahrung nach bei akuten Erkrankungen immer, bei hronischen Erkrankungen je nach vorhandener Regulationsfähigkeit des Organismus geeignet. löglicherweise muss bei chronisch kranken Patienten zunächst die Regulationsfähigkeit des rganismus, z.B. durch Akupunktur oder mit homöopathischen Mitteln wiederhergestellt oder umindest angeregt werden. Interessant ist auch der positive Effekt einer Moortrinkkur bei atienten mit Nervenkrankheiten oder psychischen Problemen. Die Patienten werden ruhiger nd ausgeglichener. Die Moortherapie erweist sich bereits bei kleinen Kindern als wirksam und erträglich. Bei Patienten, die mit Antibiotika oder Kortisonpräparaten behandelt werden, konnte die Verträglichkeit dieser Medikamente gebessert werden. Grenzen der Moortherapie bestehen bei Patienten, die sehr säureempfindlich oder übersäuert sind. Betroffen sind hier vor allem diejenigen Personen, die sich sehr fleischreich ernähren und/oder viele Säfte trinken. Gegebenenfalls können diese Patienten ihre Moor-Trinkkur nach einer Mahlzeit einnehmen. In jedem Fall sollten sie sehr vorsichtig dosieren.

Welche Anwendungsformen empfehlen Sie? Welchen Stellenwert haben Mooreinläufe im Vergleich zu den Trinkkuren?

Herr Sienel: Die besten Erfahrungen habe ich mit der Trinkkur gemacht. Hierdurch kann der Organismus die Wirkstoffe der Mooranwendungen durch die Magen-Darm-Passage bestmöglich nutzen. Bei Mooreinläufen ist die Kontaktzeit zu kurz, und es wird nur ein kleiner Teil des Darmes erreicht. Aus dem gleichen Grund bevorzuge ich auch die Trinkkur gegenüber dem Gurgeln. Durch die Trinkkur wird die gesamte Verdauung einschließlich der Produktion von Verdauungssäften harmonisiert und normalisiert. Es gibt keinen Grund, auf diesen positiven Effekt zu verzichten.
Äußere Anwendungsformen habe ich nicht eingesetzt. Bei akuten und chronischen Prozessen scheint mir die Belastung des Kreislaufs beispielsweise durch heiße Bäder zu hoch. Mit der Trinkkur steht eine für die meisten Krankheitsbilder ausreichende und gut verträgliche Anwendungsform zur Verfügung.

Wie lange sollte eine Moortherapie durchgeführt werden? Welche Dosierung empfehlen Sie?

Herr Sienel: Bei akuten Erkrankungen eines Erwachsenen empfehle ich die tägliche Einnahme von 3 bis 5 Esslöffeln Trinkkur bis zum Abklingen der Symptome. Danach sollte die Einnahme etwa 14 Tage mit abnehmender Dosierung fortgeführt werden. Bei chronischen Erkrankungen sollte teelöffelweise dosiert werden. In der Regel wird die Moortherapie bei chronischen Prozessen mit anderen Therapiemaßnahmen kombiniert. Eine pauschale, allgemeingültige Aussage zur Behandlungsdauer ist nicht möglich, sie richtet sich nach dem individuellen Beschwerdebild des Patienten. Patienten, die zur Verstopfung neigen, sollten eher geringere Dosierungen verwenden. Im Zweifelsfall kann ein mildes pflanzliches Abführmittel unterstützend eingesetzt werden. Bei chronischen Darmerkrankungen beispielsweise sollte zunächst einschleichend dosiert werden. Die Darmschleimhaut ist bei diesen Patienten stark angegriffen und reagiert daher empfindlicher auf die Moorsäuren. Ich empfehle die Einnahme von einem Teelöffel Trinkkur täglich über acht Wochen, dann nimmt der Patient zwei Teelöffel täglich und steigert die Dosierung weiter je nach Verträglichkeit. Bei akuten Durchfällen hingegen kann die Moortrinkkur erfolgreich hochdosiert eingesetzt werden.

Welches Moor setzen Sie am häufigsten ein?

Herr Sienel: Die besten Erfahrungen habe ich mit einem österreichischen Trinkmoor-Hersteller gemacht.

* Adressen unserer Interviewpartner siehe Kapitel 4-Service

.8 Moor für die tägliche Körperpflege, Wellness und Kosmetik

Veil ich es mir wert bin", „Weil ich mich mag" – diese bekannten Werbebotschaften sind usdruck eines herrschenden Zeitgeistes. „Ganzheitlich gesunden und sich selbst etwas wert ein", so übersetzen Soziologen den Kernbegriff für einen Mega-Trend des 21. Jahrhunderts, die Vellness. Im positiven Sinn hilft moderne Wellness dem Menschen heute seine Gesundheit und eweglichkeit möglichst bis ins hohe Alter zu bewahren und ist Ausdruck eines vorsorglichen esundheitsbewusstseins.

ank langjähriger Erfahrungen aus der Medizin und fortschrittlicher Hersteller steht auch die Moortherapie nicht hinter diesem Trend zurück. Ob für Wellness im Hotel, oder für die einfache nwendung zu Hause - dem Anwender stehen heute hervorragende Moorprodukte für die ägliche Körper- und Gesundheitspflege zur Verfügung.

Virkungsweisen

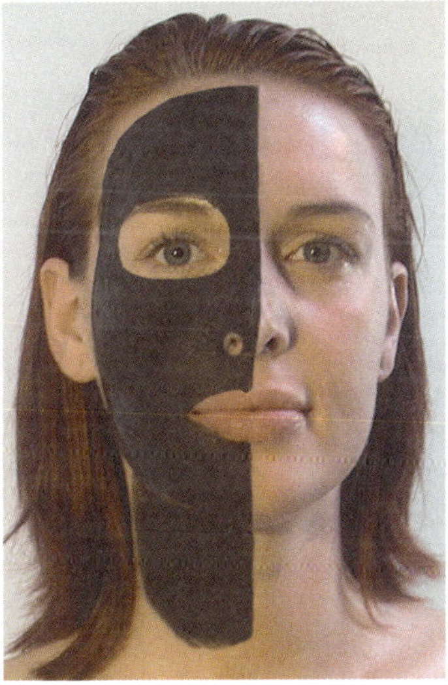

n Wellness und Kosmetik nutzt man in erster Linie die flegenden, stimulierenden, nährenden, entzündungsemmenden, durchblutungsfördernden, adstringierenden nd kräftigenden Wirkungen von Moor auf Haut und rganismus.

ie durchblutungsfördernde Wirkung von Moorbädern führt ur vermehrten Ausscheidung von Wasser, ein gern nitgenutzter Effekt bei Schlankheits- und Cellulitisbehandungen. Die Huminsäuren fördern die Widerstandskraft des ewebes – besonders wertvoll vor allem für sensible, zu ntzündungen und Irritationen neigende Haut. Alle osmetischen Resultate lassen sich auf das Zusammenspiel er im Moor enthaltenen wasserlöslichen Stoffe wie Minerale, Huminsäuren, Spurenelemente und hormonähnliche ubstanzen zurückführen. Siehe dazu auch im Kapitel 3.5 Erkrankungen der Haut.

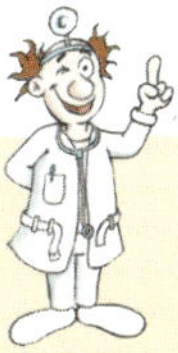

Gut zu wissen - Moor + Wellness

Seit langem beobachteten im Moor badende Frauen die positiven Wirkungen der Moorkur auf ihre Körper. Pickeln und Pusteln verschwanden, die Haut wurde straff und glatt, das physische und psychische Wohlbefinden besserte sich. Das war die Geburtsstunde der Moor-Wellness.

Auch wenn Moor-Wellness nicht mit den beachtlichen gesundheitlichen Langzeit-Erfolgen einer medizinischen Moortherapie gleichgesetzt werden darf, hat der Einsatz der Kosmetik- und Wellnessprodukte aus natürlichen Moorsubstanzen im Rahmen einer vorausschauenden, selbstverantwortlichen Gesundheitspflege durchaus einen besonderen Stellenwert.

Anwendungsformen für Wellness und Körperpflege für zu Hause

Moor kommt hier in naturreiner Form oder als wässriger Moorauszug, genannt Schwarzwasser zur Anwendung. Diese naturreinen Grundsubstanzen enthalten alle wichtigen Moorwirkstoffe in schwach konzentrierter Form. Daraus werden Cremes, Bäder, Packungen, Haar-, und Gesichtswässer, Seifen und Zahnpasten, häufig auch in Kombination mit ergänzenden, natürlichen Wirkstoffen, wie beispielsweise Honig oder Heilkräutern, hergestellt.

Von naturreinem Moor für Bäder und Packungen bis hin zur Moor-Zahncreme bieten erfahrene Moor-Hersteller ganzheitliche und preiswerte Kosmetikserien für die Pflege zu Hause an.

Sie können z.B. wählen zwischen

- Moormaske - reinigt gründlich, entfernt Hautschuppen
- Moorseife - reinigt von Talg und Ablagerungen
- Moor-Gesichtswasser - hält Poren offen, tonisiert
- Moor-Hautcreme - glättet die Haut, schützt vor Umwelteinflüssen
- Moor-Tagescreme - hält die Haut feucht, verhindert das Austrocknen
- Moor-Balsam - beruhigt gereizte, juckende Haut

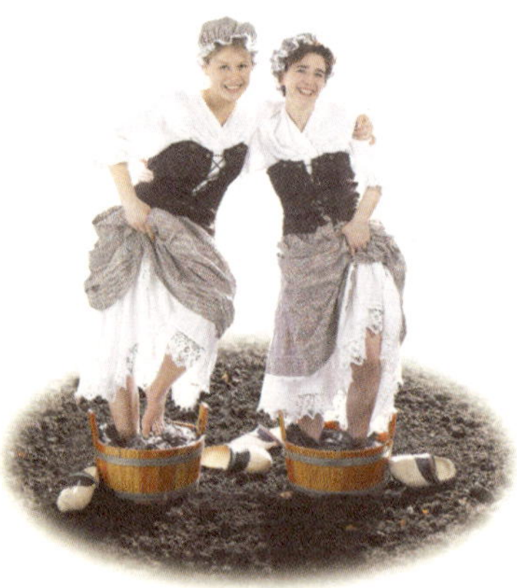

„Küss den Fuß"
Unseren Händen schenken wir weit mehr Aufmerksamkeit als unseren Füßen. Da wird gepflegt, gefeilt, gecremt, was das Zeug hält. **Diese und noch viel mehr Aufmerksamkeit sollten wir auch unseren Füßen widmen.** Denn im Laufe eines Lebens tragen sie uns dreimal um die Erde. Umgerechnet auf circa 120.000 km muten wir unseren Füßen die ganze Last unseres Körpers zu. Wenn nur einer der (je Fuß) 28 Knochen, fast 40 Muskeln und eines der mehr als 30 Gelenke nicht mehr richtig funktioniert, sind unsere Bodenhaftung und Beweglichkeit in Gefahr. Ein Moor-Fußbad, Moor-Creme, hin und wieder eine angenehme Moor-Fußpackung – (nicht nur) Ihre Füße werden es Ihnen danken!

Moor in Wellnessanlagen

Der gute Ruf des Moores aus der Medizin – darauf setzen auch zahlreiche Wellnessanbieter in Hotels und Wellnessanlagen. Ob Moorbad oder Moorpackung, die hier verabreichten Mooranwendungen dienen in erster Linie der Pflege von Körper, Geist und Seele. Während man in der Medizin auf nachhaltige Gesundheitswirkungen durch längerfristige Kuranwendungen setzt, so dienen Moor-Wellness-Anwendungen vor allem der kurzfristigen Gesundheitspflege und Entspannung.
Die Seele baumeln lassen, Kraft tanken und seinem Körper dabei etwas Gutes tun – unter Mitnahme aller wertvollen hautpflegenden und stimulierenden Moorwirkungen – das ist Moor-

/ellness. Im günstigsten Fall verführt ein Aufenthalt in inem Wellness-Hotel dazu, sich mit dem Naturstoff Moor äher vertraut zu machen. Moor-Schnupper-Angebote wie .B. im **Allgäuer Moorheilbad Bad Wurzach (Bild)**, sind ier exemplarisch. Dort können Sie mit Ihrem Partner das innliche Moorbadevergnügen gemeinsam geniessen. Iicht selten bucht der Wochenendgast, angetan von den uten, meist schnell spür- und sichtbaren Moorwirkungen, nschließend eine „richtige" Moorkur unter medizinischer nleitung.

uch andernorts wäre diese Form von Werbung für ine gute Sache vorstellbar, wenn sie von einer mfassenden und fachgerechten Aufklärung* der Vellness-Interessierten über Wirkungsweisen und nwendungsmöglichkeiten des Moores unterstützt vird. (siehe auch Interview Prof. Dr. Gerd Lüttig, S. 27, Kapitel 2)

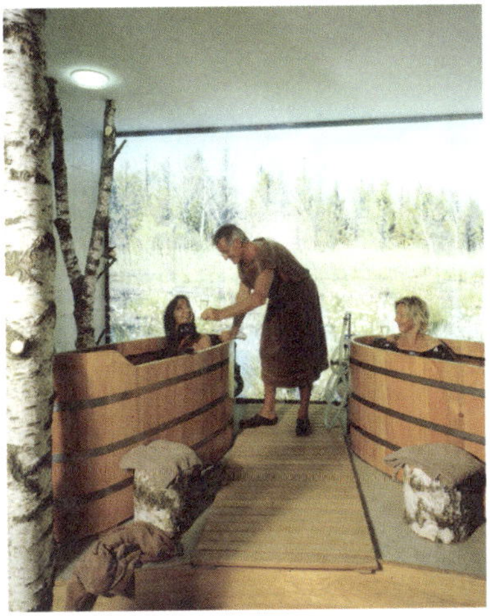

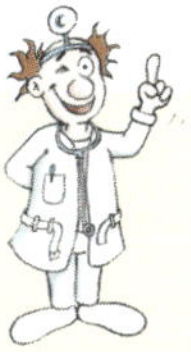

Gut zu wissen - Verbraucherhinweis

Für die Erstellung unseres Buches haben wir unterschiedliche Moorprodukte von verschiedenen Moor-Anbietern über mehrere Wochen hinsichtlich Wirksamkeit, gute Anwendbarkeit und Preis-Leistung getestet. Dies erlaubt uns jedoch nicht, die einzelnen Produkte in ihren gesundheitlichen Wirkungen zu bewerten, wie dies wissenschaftliche Studien tun. Einige der getesteten Produkte kennen wir bereits viele Jahre und nutzen sie selbst mit großer Begeisterung. Unser Fazit aus den gemachten Erfahrungen daraus wollen wir Ihnen nicht vorenthalten:

1. Schließen Sie nicht von der Qualität der Verpackung auf die Qualität des Inhalts.
Wir haben bei unseren Produkttests bedeutende Preisunterschiede festgestellt. Drei langjährig erfahrene Moorhersteller aus Österreich und Deutschland bieten Ihre Moorprodukte vielleicht nicht in modernstem Design an, überzeugten uns aber klar durch den Inhalt, ein vernünftiges Wirkstoffkonzept und einen kundenfreundlichen Preis. Eine am Markt neu angebotene Moorkosmetik fanden wir mit Preisen von gut über 30 Euro für eine Tube Moor-Gesichtsmaske und Kosten von gut 7 Euro für ein einzeln abgepacktes Moorbad für Moor-Wellness zu Hause deutlich überteuert. Ein naturreines Moorbadevergnügen für zu Hause bekommen Sie von bewährten Moorherstellern bereits ab ca. 2 Euro.

2. Ordentliche Bezeichnung und Information
Wir wissen, dass die Gesetze der Kosmetik-Verordnung nicht zulassen, auf einzelnen Kosmetik-Produkten für gesundheitliche Wirkungen zu werben. Dennoch sollten die Hersteller dazu übergehen, ihre Produkte verbraucherverständlich anzubieten. Bis auf einen österreichischen Hersteller hatten alle nur die vom Gesetzgeber vorgeschriebene, aber für den Laien unverständliche lateinische Wirkstoffbeschreibung. Im Sinne des Verbrauchers wäre eine verbraucherverständliche Aufklärung über das im Produkt verwendete Moor und seine richtige Anwendung sinnvoll.

Fazit: Achten Sie beim Kauf darauf, dass Sie Produkte von bewährten, moorerfahrenen Herstellern kaufen. Sie bieten unseres Wissens nach nicht nur erstklassige Inhalte, sondern auch ein verbraucherfreundliches Preis-Leistungsverhältnis und können Sie als Kunden in der richtigen Anwendung beraten.

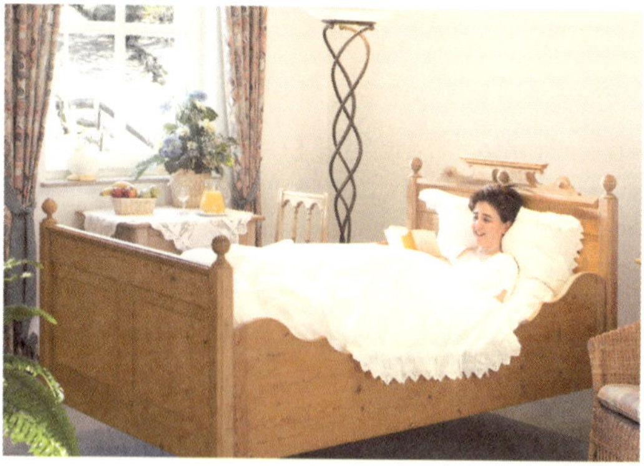

Im MOORHOTEL IN BAD SENKELTEICH schläft und träumt der Gast auf erholsamen Moormatratzen* seiner nächsten Mooranwendung entgegen.

* siehe Kapitel 4 - Service, Adressen, Links, Quellen

Ergänzende kosmetische Wirkungen

Wer in der Kur Moor kennengelernt hat, möchte auch zu Hause nicht darauf verzichten. Hier kann die Moorkosmetik wertvolle und natürliche Ergänzung zu der während der Kur genossenen Naturheiltherapie sein. Wir haben für die Erstellung dieses Buches verschiedene Moorkosmetika aus Deutschland, Österreich und Finnland getestet. Die einzelnen Moorprodukte unterscheiden sich in ihren Wirkstoffkonzepten. Ist dem einen das Moor in naturreiner Form als Hauptwirkstoff am wichtigsten, ergänzen andere Moorhersteller die guten Wirkungen des Moores um den positiven Effekt anderer natürlicher Zusatzstoffe, wie z.B. Aloe Vera und andere Kräuter. Als begeisterte „Natur pur"-Verbraucher sind uns naturreine Moor-Kosmetika am liebsten. Sie verzichten auf jegliche Zusatz-, Chemie- und Farbstoffe und verwenden bestenfalls ergänzende Wirkstoffe aus der Natur. So, wie man es von echter Naturkosmetik eben erwartet.

Wünschenswert und verbraucherfreundlich, nicht nur bei Moorkosmetika, wäre die Auszeichnung der Inhaltsstoffe in deutscher Sprache, zusätzlich zum international vorgeschriebenen Latein. Wenn Sie wissen wollen, was in Ihrer Kosmetik enthalten ist, so finden Sie auf unserer Webseite ein Linkverzeichnis zu Rohstofflexika, die die wichtigsten Inhaltsstoffe nach INCI (Verzeichnis der Inhaltsstoffe für Kosmetika) ins Deutsche übersetzt auflisten.

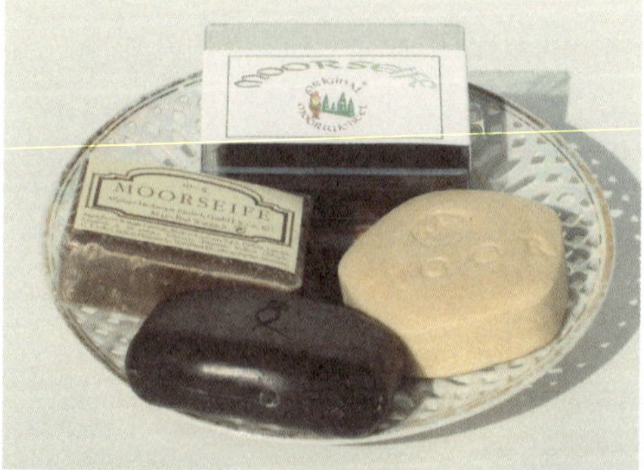

Reinigen, heilen und pflegen zugleich – MOORSEIFEN* sind nicht nur eine wahre Wohltat, sie haben obendrein eine sehr gute Reinigungskraft und nähren beim Händewaschen den Säureschutzmantel der Haut.

Wer zu rissiger Haut, Schwielenbildung oder zu häufigen Nagelbettentzündungen neigt, für den sind Moorseifen das tägliche Pflegemittel der Wahl.

3.9 Moor in der Tiermedizin und natürlichen Tierpflege

Bei den Recherchen zu unserem Moorbuch stießen wir immer wieder auf Erzählungen, dass es angeblich die Tiere waren, die den Menschen auf die Idee brachten, das Moor für seine Gesundheit zu nutzen. Zuverlässigen Überlieferungen zufolge, suhlten sich kranke Tiere im Schlamm, um ihre Wunden zu heilen. Und die Menschen taten es ihnen gleich. Die Anwendung von Moor in der Tiermedizin und Tierpflege hat eine sehr lange Tradition. Schon unsere Vorfahren brachten ihre Tiere bei Fußgelenkproblemen auf Moorwiesen, oder verwendeten Torf als Stalleinstreu.

Heute blickt die Moortherapie bei Tieren auf beeindruckende Erfolge und eine Fülle an praktischen Anwendererfahrungen zurück. In der Tiermedizin und Tierpflege kommen heute naturreines Moor für die innere und äußere Anwendung oder daraus gewonnene Huminsäureextrakte, die injiziert oder oral verabreicht werden, zur Anwendung.

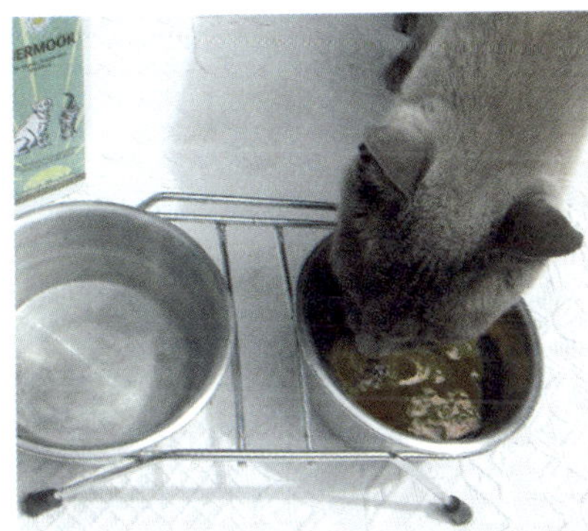

Candor, der Edle von Isidor. Unser fast 16 Jahre alter Burmese bei seiner täglichen Ration Tiermoor. Sonst sehr wählerisch bei seinem Futter, frisst er das Tiermoor wie eine Delikatesse.

Ob Katze, Kaninchen, Kuh, Hamster, Pferd oder Fisch - es gibt eine Fülle praktischer Anwendererfahrungen und genaue Anleitungen zur natürlichen Pflege von Klein-, Zucht-, oder Rassetieren. Diese alleine würden ein eigenes, nicht minder informatives, Moor-Buch rechtfertigen.

In einem Buch über das Naturheilmittel Moor darf die Anwendung bei den Tieren nicht unerwähnt bleiben. Da sich unser Buch jedoch in erster Linie den gesundheitlichen Moor-Wirkungen am Menschen widmet, können wir aus Platzgründen an dieser Stelle nur eine vereinfachte Anregung über die praktische Mooranwendung bei Tieren geben.

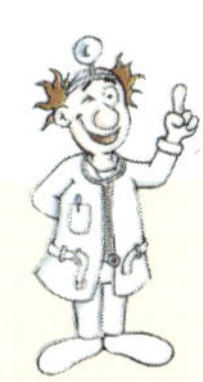

Gut zu wissen - Verantwortungsvoller Umgang mit dem Tier

Die uns bekannten Hersteller von Moorprodukten für Tiere*, wie beispielsweise das Tiermoor* oder die Moortränke*, verfügen über umfangreiche, jahrzehntelang gewachsene Anwendererfahrungen und beraten Sie bei der richtigen Anwendung.

Wünschenswert wäre, dass sich auch Tiermediziner, nach dem Vorbild moorkundiger Fachleute aus der Humanmedizin, zunehmend diesem Naturheilmittel öffnen könnten. Vielen Tieren würden durch das Moor Schmerz und unangenehme Nebenwirkungen der Chemie erspart bleiben.

Gerade in Zeiten einer rein wirtschaftlich orientierten Massentierzuchthaltung und aller damit verbundenen krankhaften Nebenerscheinungen bei den Tieren bietet sich die Verwendung von Moor und moorhaltigen Präparaten als natürlicher Futtermittelzusatz besonders an.

Wirkungsweisen

Die Effizienz von Moorbreigaben in der Tiermedizin, wie beispielsweise bei der Ferkelaufzucht (LEIBETSEDER et al 1993), und von Moorpräparaten bei der Aufzucht, Gesundheitsstabilisierung oder auch Immunstabilisierung, ist auch hier wissenschaftlich mehrfach nachgewiesen (PANINA 1996).

Die Huminsäuren von oral verabreichtem Tiermoor wirken im Magen-Darmbereich entzündungs hemmend, schleimhautabdeckend und beruhigend auf die Darmnerven. Moor bindet giftige Stoffe, hemmt die Vermehrung von Darmviren und wirkt immunmodulierend durch seinen indirekten Einfluss auf das lokale Darmlymphsystem. Klinische Untersuchungen an Nutztieren bestätigten die antibakterielle und viruzide Wirkung der Huminsäuren und die Adsorption von Giftstoffen. Neben der immunstabilisierenden und kräftigenden Wirkung der Moor-Huminsäuren nutzt man in der Tierpflege verstärkt auch deren gute Haut und Fell pflegenden Wirkungen. Untersuchungen zeigten, dass 2-5 % Moorzugaben unters tägliche Futter gemischt eine Gewichtszunahme von 10-14 % brachten. (KÜHNERT, KNAUF, Moortherapie 2000). Die Moortherapie bei Kleintieren wie Hase, Hamster, Meerschweinchen und Kaninchen ist ebenfalls gut erforscht (BELKEVITSCH et al. 1981, PANINA & ZILYAKOVA 1999).

Anwendungsformen

Für Tiere stehen wirksame auf Naturstoffbasis entwickelte Moorprodukte zur Verfügung. Tiermoor zum Trinken, Moorpackungen in Form von Moorpasten oder fertigen Moorpads für die lokale Behandlung, Tees und Cremes mit Moorzusätzen (siehe Kap. 4 - Service - Adressen, Links, Quellen).

Anwendungsgebiete

Moor wird hier zur Aufzucht von Jungtieren, zur Kräftigung nach Verletzung und Krankheit, zur Wundpflege, zur Schmerzlinderung bei entzündlichen und rheumatischen Erkrankungen, oder vorbeugend als Nahrungsergänzung und allgemeine Immunstimulans angewendet. Alten, schwachen Tieren wird es als Nahrungsergänzung ins Futter oder Trinkwasser verabreicht, um Mangelerscheinungen auszugleichen bzw. vorzubeugen. Den Züchtern von Nutztieren für die lebensmittelgewinnende Verarbeitung bringt Moor ökonomische Vorteile, weil es in der Verabreichung völlig unbedenklich ist, keinerlei Nebenwirkungen hat, und problemlos durch Beigabe ins Futter oder Trinkwasser zu verabreichen ist. Zudem sind Moorprodukte für die Tiere preiswerter als Pharmazeutika. Ausgezeichnete Erfolge gibt es mit Moor bei Ekzemen, Haarausfall und struppigem Fell. Granulate aus Moor werden in der Aquaristik bei Zierfischen eingesetzt. Hier erreicht man durch Beigabe von Moor ins Aquarium ein artgerechtes, gesundes Milieu. Reines Tiermoor verhindert die bei Tieren sehr häufig vorkommenden meteoristischen Gasbildungserscheinungen im Darmtrakt.

Weitere Anwendungsgebiete sind:
Fruchtbarkeitsstörungen, Fressunlust, Aufzuchtprobleme, Vergiftungserscheinungen, Erkrankungen des Magen- Darmtraktes, Fellpflege, Ekzeme, Vitamin-B-Mangelsyndrome, erregerbedingte Infektionskrankheiten wie Rotz, Koliken, Fell- und Federkleid-Indispositionen, rheumatische Gelenkerkrankungen, Wundpflege.

Kapitel 4

Service - Adressen, Links, Quellen

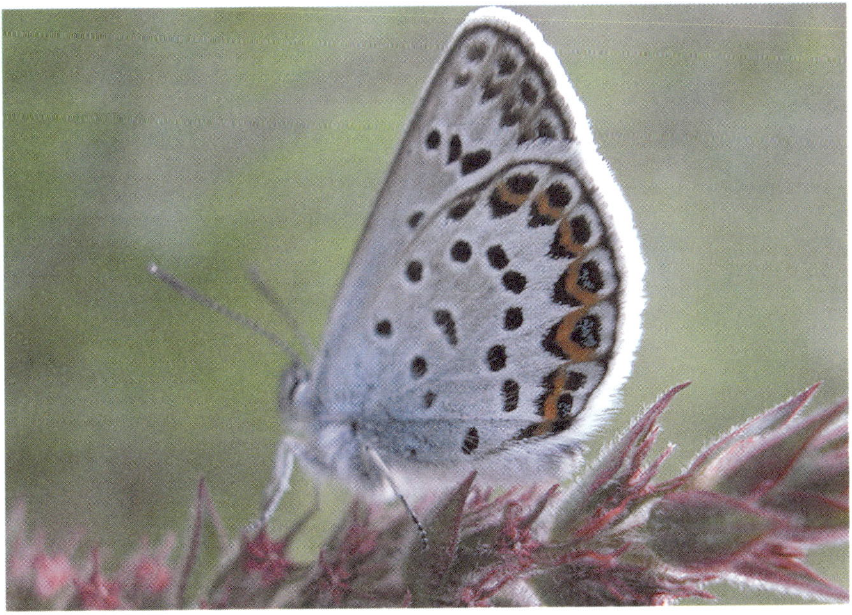

4.1 Ein herzliches Dankeschön an ...

Unser Buch hätte nicht erscheinen können, ohne die Bereitschaft moorkundiger Menschen, mit uns ihr Wissen und ihre Erfahrungen zu teilen. An dieser Stelle ein ganz besonderes Dankeschön an...

Prof. em. Dr. Gerd Lüttig,
Vorsitzender der Kommission VI „Torf-Balneologie,-Medizin und Therapie"
der Internationalen Gesellschaft für Moor und Torfkunde (IPS), Jyväskylä, Finnland
Kontaktadresse: Wittinger Str. 126, D 29233 Celle
Tel. 05141-930200, Fax 05141-36253

Prof. Dr. Jentsch,
Leitender Gynäkologe der Städtischen Rehakliniken
Kontaktadresse: Maximilianstrasse 13, 88339 Bad Waldsee
Tel. 07524/94-1158
http://www.waldsee-therme.de

Karl Sienel, Heilpraktiker
Kontaktadresse: Breitensteinstraße 37, 83071 Stephanskirchen bei Rosenheim

Dr. Elmar Pokorny, Facharzt für Innere Medizin
Kontaktadresse: Siebenbürgerstr. 4, 1220 Wien, Tel. 01/2032830

Prof. Dr. med. Shaban Fetaj
Facharzt für Innere Medizin, Physikalische und Rehabilitative Medizin, Rheumatologie, Klinische Geriatrie, Naturheilkunde an der Weserland-Klinik Bad Seebruch
Kontaktadresse: Seebruchweg 33, 32602 VLOTHO-Bad Seebruch
Tel. 05733-9250, Fax 05733-925944
Email: service@bad-seebruch.de, http://www.bad-seebruch.de

Dr. Irmtraud Christoph
Fachärztin für Physikalische und Rehabilitative Medizin, Badeärztin, Naturheilverfahren
Leitende Ärztin der Moorland-Klinik Bad Senkelteich
Fachklinik für orthopädische und rheumatologische Rehabilitation
Ambulantes Gesundheitszentrum
Kontaktadresse: Senkelteichstraße 13, 32602 Vlotho/Weser
Tel. 05733-921-0, Fax 05733-921-400
Email: info@bad-senkelteich.de, http://www.bad-senkelteich.de

Prof. Dr. rer. nat. habil. Renate Klöcking
Leiterin der Sektion IV der Deutschen Gesellschaft für Moor- und Torfkunde
Kontaktadresse: DGMT e.V., Stilleweg 2, 30655 Hannover
http://www.dgmtev.de

Bildquellennachweis - Ein herzliches Dankeschön für die uns zur Verfügung gestellten Bilder und Grafiken an ...

Bayerisches Staatsbad Bad Steben,
Moor- und Mineralheilbad mit der Heilmittelkombination aus Radon, Naturmoor, Kohlensäure
Bayerisches Staatsbad Bad Steben GmbH
Badstraße 31, D 95138 Bad Steben
Telefon: 09288/960-0, Telefax: 09288/960-10
Email: info@bad-steben.de, http://www.bad-steben.de
Bilder Seite 17, 37, 39, 69, 78, 87, 93

Moorheilbad Bad Wurzach
Das Moorheilbad im Allgäu mit eigener Thermalquelle
Kurverwaltung
Mühltorstraße 1, D 88410 Bad Wurzach
Tel. 07564-302150, Fax 07564-302154
Email: info@bad-wurzach.de, http://www.bad-wurzach.de
Bild Seite 97

Moor- und Schwefelbad Bad Senkelteich
August Großmann GmbH & CO KG
Senkelteichstr. 13, D 32602 Vlotho/Weser
Tel. 05733-921-0, Fax 05733-921-400
Email: info@bad-senkelteich.de, http://www.bad-senkelteich.de
Bilder Seite 21, 33, 45, 51, 96, 98

Bad Aibling
Bayerns ältestes Moorheilbad
Kurverwaltung AIB-Kur GmbH & CO KG
Haus des Gastes
Wilhelm-Liebl-Platz 3, D 83043 Bad Aibling
Tel. 08061-9080-0, Fax 08061-37156
Email: info@aib-kur.de, http://www.bad-aibling.de
Bilder Seite 19, 36

Kliniken Harthausen, Krankenhaus für Rheumathologie, Orthopädie
Rehabilitationsklinik für Orthopädie, Rheumatologie, Schmerztherapie, Geriatrie,
Vorsorgerehabilitation und Anschlussheilbehandlung
Dr. W.-Knarr-Weg 1-3, 83043 Bad Aibling
Tel. 08061-900, Fax:08061 - 901011
Email: info@Kliniken-Harthausen.de, http://www.kliniken-harthausen.de
Bilder Seite 35, 39

Bad Eilsen, Schwefel- und Schlammbad im Weserbergland
Haus des Gastes, Bückebugersr. 2, D 31707 Bad Eilsen

Tel. 05722-88650, Fax 05722-88651
Bild Seite 20

Dr. Lebrecht Jeschke
Diplom-Biologe
Goethestr. 11, 17489 Greifswald
Skizze zur Moorschicht Grafik, Seite 13

Helga Richter
Ulmenstr. 4, D 8310 Laufen
Bilder Seite 8, 9, 10, 14, Titelbild Moorlandschaft

Bernd Klickermann
Bischof-Hartl-Str. 16, D 83410 Laufen
Bilder Seite 11, 12, 18, 22, 23, 32, 49, 52, 53, 54, 91, 95, 98, 99, 101

Picture Photo
Bilder Seite 72, 75, 80, 88

4.2 Adressen + Links

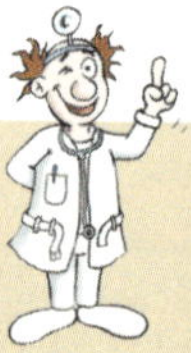

Auf der Info-Webseite zu unserem Buch finden Sie

- regelmäßig neues Moor-Wissen aus Medizin und Moorforschung,
- die neueste Ausgabe unseres Buches als e-book pdf, in Deutsch und Englisch
- ein Moor-Forum zum Erfahrungsaustausch
- eine ständig aktualisierte Indikationsliste
- Adressen von moorkundigen Therapeuten, Kliniken, Moorheilbädern, Herstellern, u.a.

http://www.heilmoor.info

Die DGMT Deutsche Gesellschaft für Moor- und Torfkunde e.V. ist eine wissenschaftlich-technische Vereinigung. Ihr Zweck ist die Förderung der Moor- und Torfforschung in allen Sparten. Sie pflegt die fachlichen Kontakte zwischen Wissenschaft, Moor- und Naturschutz, der Torf abbauenden sowie verarbeitenden Industrie, allen Moor und Torf nutzenden Wirtschaftszweigen und den Behörden. Auf der Webseite der DGMT e.V. finden Sie aktuelle Informationen aus den Aufgaben der DGMT, u.a. auch aktuelle Informationen zur Peloidklassifikation.
Deutsche Gesellschaft für Moor- und Torfkunde (DGMT)
Stilleweg 2, 30655 Hannover
E-mail: info@dgmtev.de, http://www.dgmtev.de

ıternationale Gesellschaft für Moor und Torfkunde
ıternational Peat Society (IPS)
apaudenkatu 12, 40100 Jyväskylä, Finland
el.: +358 14 3385 440, Fax: +358 14 3385 410
-mail: ips@peatsociety.fi, http://www.peatsociety.fi/

eutscher Heilbäderverband e.V.
chumannstraße 111, 53113 Bonn
el.: 0228 / 20120-0, Fax: 0228 / 20120-41
-mail: info@dhv-bonn.de, http://www.deutscher-heilbaederverband.de

ÄN - Zentralverband der Ärzte für Naturheilverfahren und Regulationsmedizin
romenadenplatz 1, 72250 Freudenstadt
el. 07441 - 91 858 – 0, Fax 07441 - 91 858 – 22
-mail: info@zaen.org
as Portal für ärztliche Naturheilverfahren, Komplementärmedizin und Regulationsmedizin bietet Ihnen mfassende Informationen und einen Suchservice für naturheilkundlich orientierte Ärzte, Tierärzte, liniken, Apotheken.
ttp://www.zaen.org

er DNB ist ein Zusammenschluss von Ärzten, Heilpraktikern und an Naturheilkunde interessierten erbrauchern. Er informiert und fördert eine naturbewusste, ökologisch sinnvolle Lebensweise und eilverfahren.
undesgeschäftsstelle Deutscher Naturheilbund (DNB)
reuzbergstr. 45, 74564 Crailsheim
el. 07951-5504, Fax 07951-45568
-mail: info@naturheilbund.de
ttp://www.naturheilbund.de/

uch hier erhalten Sie übersichtliche Informationen über das Angebot des deutschen Kurwesens und önnen nach Gebieten und Heilanzeigen Ihren Kurort recherchieren.
erband der Heilklimatischen Kurorte Deutschlands e.V.
chubertstraße 3, 78141 Schönwald im Schwarzwald.
ttp://www.heilklima.de/

ie Gesundheitsreform plant die Erstattung natürlicher Heilmittel zu streichen. Auf dieser Webseite inden Sie umfangreiche Informationen zur Initiative zum Erhalt der Naturheilmittel für den Patienten ınd können direkt online mit Ihrer Stimme einen Beitrag zur Petition von Ärzten und Patienten leisten.
ıttp://www.naturarznei-hilft.de/

Vas Sie beim Kauf von rückengesunden Produkten beachten sollten.
nformative Webseite der Aktion Gesunder Rücken e.V.
ıttp://www.agv-ev.de

Hier können Sie nach einem für Sie geeigneten Arzt oder Therapeuten recherchieren. Bei der Arzt-Auskunft finden Sie anhand von mehr als 1.000 Diagnose- und Therapieschwerpunkten den passenden Arzt, Zahnarzt, Klinik.
http://www.arzt-auskunft.de/

Dieser Arztsuchservice ist eine Initiative der Stiftung Gesundheit. Ihre Aufgabe ist es, Verbrauchern in dem unübersichtlichen Feld von Medizin und Gesundheit verlässliche, auch für Laien verständliche Informationen sowie praktische Orientierungshilfe zu bieten.
http://www.stiftung-gesundheit.de

Eine gute Webseite mit vielen Informationen über Moore, Moorschutz, ihre Entstehungsgeschichte und einem umfassenden Moorbuch Verzeichnis. Eine Initiative von Biologen, Physikern, Chemikern.
http://www.moorschutz.de

Das Moormuseum Moordorf ist eines der eigenwilligsten Museen in Nordwestdeutschland. Das „Museum der Armut", wie es auch genannt wird, stellt in urwüchsiger Moorlandschaft die unvorstellbar schwierige 200jährige Entwicklungsgeschichte einer ostfriesischen Moorkolonie dar.
http://www.moormuseum-moordorf.de

Eine der beliebtesten Suchmaschinen für naturkundliche Informationen ist der
http://www.naturheilkunde-index.de

Informatives Portal vom Verein zur Förderung der Balneologie in der Frauenheilkunde. Hier finden Sie u.a. auch Informationen und Adressen zum Thema Moor in der Frauenheilkunde.
http://www.frauengesundheit-online.de

Forum Physiotherapie. Hier werden Ihre Fragen rund um Physiotherapeutische Themen und Therapiemethoden von Forumsbesuchern und Experten beantwortet.
http://www.physiotherapie.de/

Auf der Webseite des Zentralverbandes der Physiotherapeuten e.V. finden Sie in der Rubrik „Gesundheitsinfo" wertvolle Informationen für den Erhalt Ihrer Beweglichkeit.
Empfehlenswert: Die 10 Schritte zu einem gesunden Bildschirmarbeitsplatz.
http://www.zvk.org/

Heilen mit der Natur (Broschüre).
Die Verbraucher Initiative e.V.
Elsenstraße 106, 12435 Berlin,
Fax 0 30 / 53 60 73-45
http://www.verbraucher.org

Bundesverband Union Deutscher Heilpraktiker e.V.
Waldstraße 21, 61137 Schöneck
Tel. 0 61 87 - 99 06 03, Fax 0 61 87 - 9 92 80 75
http://www.udh-bundesverband.de/

Adressen von Kur- und Moorheilbädern

Eine Liste mit Adressen der europäischen Moorheilbäder finden Sie auf **http://www.heilmoor.info** und auf der Webseite des Deutschen Bäderkalenders http://www.baederkalender.de können Sie online nach Bundesland oder Heilanzeige den für Sie richtigen Kurort recherchieren.

Der Bäderkalender in gedruckter Form als Nachschlagewerk für zu Hause kann dort für Euro 24 bestellt werden. Auf über 620 DIN-A5 Seiten beantwortet er Fragen nicht nur im Zusammenhang mit der Durchführung einer ärztlich geleiteten Kur, sondern auch über einen gesundheitsorientierten Aufenthalt in einem Kurort und - neu und zeitgemäß - über Wellnes und Fitness. Auf der Webseite des deutschen Heilbäderverbands können Sie Ihren Kurort recherchieren und eine umfangreiche Infobroschüre zum Thema Kur in Deutschland bestellen.
http://www.deutscher-heilbaederverband.de/

Europäischer Heilbäderverband, Brüssel.
http://www.espa-ehv.com/

Was ist eine Kompakt-Kur, wie beantrage ich sie und wo finde ich das für mich richtige Kur-Angebot – dazu finden Sie hier umfangreiche Informationen.
http://www.kompakt-kur.info/

Adressen von Herstellern

Wir haben im Rahmen der Erstellung dieses Buches Moor-Produkte von verschiedenen Herstellern getestet. Eine Liste mit den Hersteller-Adressen und den von uns getesteten Moorprodukten aus Deutschland, Österreich und Finnland, finden Sie auf unserer Webseite zum Download **http://www.heilmoor.info**,

oder können Sie direkt beim Verlag anfordern:
E-mail: redaktion@heilmoor.info
Marketing & Verlag Christa Klickermann,
Bischof-Hartl-Str. 16, D 83410 Laufen
Tel. 08682 809383, Fax 08682 809993

Wenn auch Sie eigene Erfahrungen mit Moor gemacht haben, können Sie diese unseren Lesern im öffentlichen **Moorforum** auf unserer Webseite mitteilen.

4.3 Literatur- und Quellenhinweise

Flaig, W.; Goecke, C.; Kauffels, W.:
Moortherapie. Grundlagen und Anwendungen
Ueberreuter Wissenschaft, Wien Berlin 1988

Beer, André-Michael; Lüttig, Gerd; Iukanov, Julian:
Moortherapie 2000. Vorträge des Internationalen Moortherapie-Symposiums Bad Kissingen, 1999, Verlag BAW, 2000

Deutscher Heilbäderverband e.V.
Deutscher Bäderkalender 2001
Flöttmann Verlag Gütersloh

Telma Berichte der Deutschen Gesellschaft für Moor- und Torfkunde DGMT 2000, 2002
DGMT Selbstverlag

Goecke, Claus; Lüttig, Gerd:
Wirkungsmechanismen der Moortherapie
Hippokrates Verlag Stuttgart 1987

O.A. Dr. Hammerl: Über die Behandlung von Erkrankungen des Magen-Darm-Traktes mit Trinkmoor
Österreichische Ärztezeitung.

Gillert. Otto; Rulffs, Walther:
Hydrotherapie und Balneotherapie Pflaum-Verlag München 1990

Dr. Shabin Fetaj: Moortherapie bei rheumatisch-degenerativen Erkrankungen
Rheuma aktuell, Rheuma Journal

Michael Succow, Hans Joosten:
Landschaftsökologische Moorkunde
E. Schweizerbartsche Verlagsbuchhandlung, Stuttgart

Julian Lukanov, Gerd Lüttig, Alexander Sagorchev:
Über die Rolle von Torffasern als biologisch wirksames Agens in der Schlaftherapie
Telma, Band 32, DGMT Selbstverlag

Gerd Lüttig: Revitalisierung statt Renaturierung
Telma Band 23, DGMT Selbstverlag

W. Marktl: Trinkkuren bei gastroenterologischen Erkrankungen.
In: Handbuch für den Kurarzt. Hrsg. O. Hillebrand, G. Weintögl, 3. Aufl., OAK-Verlag, Wien, 345 - 349 (2001).

Kleinschmidt, J: Qualitätskontrolle in der Moortherapie. Phys.Rehab.Kur.Med 2 (1992) 109 – 112
Kleinschmidt, J.: Untersuchungen zur Qualitätseinstufung von Moorbädern.
Proc. zum 88. Deutschen Bädertag vom 11.-15.10.1992 in Bad Neuenahr.

V 93/29 Kleinschmidt, J., von Luitgard Brunner:
"Vergleichende Untersuchungen zur Wirkung von Balneotherapie mit Moor- bzw. Solebädern bei Arthrose-Patienten im Verlauf von Kuren".
Heilbad und Kurort 45 (1993) 218

bel U.: Gutachten zum Stand des Nachweises der Wirksamkeit der Moortherapie bei Erkrankungen des
ewegungsapparates, der Haut sowie bei gynäkologischen Erkrankungen.
aturheilverfahren und unkonventionelle Medizinische Richtungen. Berlin, Springer Verlag, 2002: 1-5.

aus und Barbara Dierßen: Moore.
kosysteme Mitteleuropas aus geobotanischer Sicht
BN 3800132451. Ulmer.

eitbrecht Biotop-Bestimmungs-Bücher, Bd.6,
ümpfe und Moore
on Alois Kapfer, Peter Poschlod, Claus-Peter.
utterer ISBN: 3522720601

.4 Was uns sonst noch zum Thema Moor gefiel

D Mythos Moor
ax Moorfrosch führt durch eine liebevoll gestaltete Moorlandschaft. Auf sympathische, spannende
eise bringt er den Kleinen und Großen den Lebensraum Moor nahe.
rhältlich im Buchhandel und bei Amazon.

oor-Tagebuch. Ein Jahr im Moor.
on Willi Rolfes, Hartmut Elsner
erlag Tecklenborg, Erscheinungsdatum: 2001, ISBN: 3924044945
itten in den Weiten der Hochmoore entstand ein Tagebuch, in dem Willi Rolfes mit der Kamera und
artmut Elsner schreibend über ein ganzes Jahr hinweg das Leben in dieser ganz eigenen Landschaft
eschildert wird. Der größte europäische Outdoor-Ausstatter „Globetrotter" hat mit dem diesjährigen
eisebuchpreis das „Moor-Tagebuch" des Naturfotografen Willi Rolfes und des Autoren Hartmut Elsner
usgezeichnet. Ein faszinierendes Buch für jeden Naturfreund.
rhältlich im Buchhandel und bei Amazon.

OORGESCHICHTE AUSSTELLUNG
ttp://www.reisen-in-die-geschichte.de/archiv/archivtxt/opferplatz.htm
er bedeutende kanadische und europäische Museen präsentieren eine der ersten internationalen
anderausstellungen über archäologische Funde aus europäischen Mooren. Zwei besonders
eeindruckende Beispiele hierfür finden sich in der neuen Ausstellung: das 16jährige Mädchen aus
de in den Niederlanden und der „Rote Franz", ein erwachsener Mann aus Niedersachsen. Beide
arben in den ersten drei Jahrhunderten nach Christi Geburt. Der rote Franz lebte in der jüngeren
ömischen Kaiserzeit (200–400 n.Chr.). Die botanische Natur der Moore und ihre chemischen
igenschaften, welche Fundstücke bewahrt haben, die unter normalen Bedingungen längst
ergangen wären, ist ein wesentlicher Teil der Ausstellung", erklärt Jaap Brakke. Die Ausstellung wird
Deutschland, Kanada und den Niederlanden zu sehen sein. Presseveröffentlichungen des
useums für Vor- und Frühgeschichte Frankfurt bzw. des Niedersächsischen Landesmuseums
annover. Aktuelle Termine der Wanderausstellung finden Sie auf der Webseite zur Ausstellung.

4.5 Ganz einfach - Suchen & Finden nach Stichworten